瑜伽教学理论与实践探究

杨中秀 著

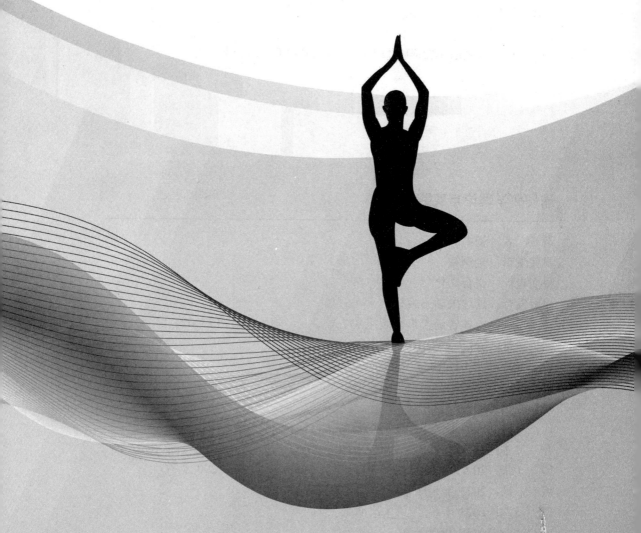

延边大学出版社

图书在版编目（CIP）数据

瑜伽教学理论与实践探究 / 杨中秀著. -- 延吉：
延边大学出版社，2023.5
ISBN 978-7-230-05001-2

Ⅰ．①瑜… Ⅱ．①杨… Ⅲ．①瑜伽术－教学研究
Ⅳ．①R214

中国国家版本馆 CIP 数据核字（2023）第 090756 号

瑜伽教学理论与实践探究

著　　者：杨中秀
责任编辑：金钢铁
封面设计：文合文化
出版发行：延边大学出版社
社　　址：吉林省延吉市公园路 977 号　　　邮　　编：133002
网　　址：http://www.ydcbs.com
E-mail：ydcbs@ydcbs.com
电　　话：0433-2732435　　　　　　　　传　　真：0433-2732434
发行电话：0433-2733056
印　　刷：三河市嵩川印刷有限公司
开　　本：787 mm×1092 mm　1/16
印　　张：10.5　　　　　　　　　　　　字　　数：200 千字
版　　次：2023 年 5 月　第 1 版
印　　次：2023 年 6 月　第 1 次印刷
ISBN 978-7-230-05001-2

定　　价：68.00 元

前　言

随着社会的不断发展，人们的生活水平不断提高、空闲时间逐渐增多、健康观念不断改变，健身越来越受到人们的重视。人们可以选择的健身方式有很多，瑜伽便是其中很受欢迎的一种。

如今，人们不但重视维持自身健康，还重视塑造良好的身体形态。许多人的工作和生活节奏较快，各方面的竞争也尤为激烈，这对身心有不良的影响。而运动健身能够促进身体素质的发展，保持身体的健康，对于塑造形体之美具有积极的作用。另外，通过开展相应的健身运动，能够缓解心理压力，增强自信心，对于良好心理状态的保持具有积极的意义。科学的塑形方法有很多，近年来，瑜伽受到了大家的欢迎。瑜伽起源于印度，通过多年的变化发展，现代瑜伽得到了较为广泛的传播。如今，瑜伽已经成为一项世界性运动，在世界各地的健身房和健身俱乐部中，大都设有瑜伽健身塑形课，而参与瑜伽健身的都市女性更是数不胜数。

瑜伽是一种将意识和体位练习相结合，使人体得到改善的运动形式，有着悠久的历史、多样的形式和优雅舒缓的动作，适合不同年龄、性别、身体状况的人练习。经常进行瑜伽运动，对改善身体素质、塑造良好形体、完善性格特征、促进心态平和等都有很大的帮助。因此，越来越多的人参与瑜伽运动，许多高校也开始关注瑜伽，并积极引导其融入高校体育教学中，意在丰富高校体育教学内容的同时，促进学生身体素质、形体、心态、性格等的不断发展和完善。

本书在编写过程中，参阅了相关的文献资料，在此向相关作者表示衷心的感谢。由于水平有限，书中内容难免存在不妥、疏漏之处，敬请广大读者批评指正，以便进一步修订和完善。

目　　录

第一章　瑜伽的基本认知

瑜伽不仅是一种健身方式，还是一种生活方式。瑜伽能使瑜伽练习者的生理、心理和精神世界得到不同程度的改变。本章主要对瑜伽的一些基本认知进行阐述。

第一节　瑜伽的概念及其与其他运动的区别

一、瑜伽的概念

瑜伽一词来自梵文"Yoga"，本义是自我和原始动因的结合。"Yoga"的字根是"yug"，原意是"把牛马套在车辕上"，引申义为"相印"或"结合、合一"，同样也有"核心"和"真髓"的意思。因此，练习瑜伽的目的之一就是抑制知觉器官，使其不随外界的刺激而变化。瑜伽练习者能够凭借瑜伽建设自己的内心，激发自己的潜能，净化自己的心灵。

现代意义上的"瑜伽"是指"瑜伽练习者通过种种练习方法，把自我（小我）与宇宙本体（大我）相融合"。这个过程，犹如滴水归于大海，因此瑜伽练习者可以从虚幻迈向真实，从黑暗迈向光明，从死亡迈向不朽。这是亘古以来以瑜伽修习为业的人们的最大心愿。瑜伽运动既是一种哲学，又是一种使肉体和精神达到和谐统一的运动方式。

瑜伽的概念有广义和狭义之分：从广义上讲，瑜伽不仅是一门人体哲学，还是古印度六大哲学派别之一；从狭义上讲，瑜伽是一种古老的健身运动，这种健身运动可以让瑜伽练习者的身体、精神、心智都得到发展。

二、瑜伽与其他运动的区别

瑜伽练习者大多信奉瑜伽哲学，并在瑜伽理论的指导下进行瑜伽练习。和其他运动相比，瑜伽有其独特之处。

大多数的体育运动都具有较强的竞技性和对抗性。很多体育运动的学练者为了战胜对手，赢得比赛，会进行超负荷的训练，虽然能提高运动水平，但在一定程度上会损伤身体，不利于身心的健康发展。相比之下，瑜伽是战胜自己、净化自己的运动。瑜伽动作缓慢且优雅，所以瑜伽练习者在做瑜伽运动时，身体和心灵都会逐渐放松。由此可见，瑜伽与其他运动之间存在着较大区别。

将瑜伽与其他运动的区别归纳为表 1-1，比较项主要包括技术特点、练习目的、适用范围、生理影响、行为影响、练习效果等。通过该表，瑜伽初学者能深入地了解瑜伽与其他运动的区别，从而为系统地练习瑜伽奠定基础。

表 1-1　瑜伽练习和其他运动的区别

类别	瑜伽	其他运动
技术特点	主要的活动内容不重复，有变化；顺其自然的态度；主要使肌肉伸展、放松；静态。	重复活动，单调；易引起竞争意识；主要使肌肉收缩；动态。
练习目的	身心平衡，改善机体的健康状况和平衡系统；更关注精神世界；增强睿智。	强健体魄；改善体型；更关注身体表面状态；宣泄被抑制的活力。
适用范围	频率：最好每天练习一次，不连续练习瑜伽不会产生负面影响，但是会使瑜伽练习者不再收获练习瑜伽的益处。 年龄：没有要求。 性别：没有要求。 环境：影响不大。 其他辅助设备：要求较少。 技能：在每种活动中获得。	频率：不必每天锻炼，但是如果间断，可能会出现关节疼痛、超重、肌肉松弛等现象。 年龄：仅限某一年龄段。 性别：没有要求。 环境：影响较大。 其他辅助设备：要求较多。 技能：受限于某种体育锻炼/比赛。

续表

类别	瑜伽	其他运动
生理影响	保证随意肌的健康，改善韧带、腱的功能；提高身体的耐力和承受压力的能力；释放能量，使身心重新充满活力；瑜伽练习者常会感到精神振奋。	随意肌和力量逐渐增加；提高身体的耐力；消耗能量，练习者会感到疲劳。
行为影响	增加耐力，使瑜伽练习者更沉着、镇定，学会自我反省，以人为本。	增强练习者的进攻和防御意识，以自己为中心。
练习效果	使静脉血迅速返回，改善葡萄糖容限，降低胆固醇水平，有助于延长寿命；控制肥胖；提高抵抗疾病的能力；在练习瑜伽期间，瑜伽练习者的脉搏、血压、心跳保持稳定，有时也会减慢；对身心疾病起到补充和辅助治疗的作用；采用压力推拿镇静心脏，从而改善心肌的健康状况和功能；改善整个肌体系统的功能，特别是神经系统的功能；用于预防和康复治疗。	使静脉血迅速返回，改善葡萄糖容限，降低胆固醇水平，有助于延长寿命；控制肥胖；提高抵抗疾病的能力；在体育锻炼期间，练习者的脉搏、血压、心跳加快；对身体的紊乱可以起到补救的作用；增加心肌功能，从而使心脏因超负荷而紧张；改善呼吸和循环系统的功能；用于预防疾病。

第二节　瑜伽的基本原理与要素

一、瑜伽的基本原理

数千年的发展与传承，以及无数前人的实践与验证，都证明了瑜伽这种古老的健身运动项目有着非常好的健身与预防疾病的作用。因此，我们要了解瑜伽的原理，并对其进行深入的分析。下文主要介绍瑜伽的主动性、机能性、哲学性和全方位性。

（一）主动性

瑜伽与竞技性体育运动不同，它是人们主动运用身体练习、调动有机体潜力的运动方式。瑜伽运动的练习节奏、速度和力量等完全控制和掌握在瑜伽练习者的手中，这种主动性可以保证瑜伽练习者在练习时自身的安全性和舒适性，使运动在人体所承受的范围内，遵循人体的自然规律。因此，从主动性方面看，有规律地进行瑜伽运动，可以使人逐渐摆脱消极情绪，走出亚健康状态，从而促进身心的健康发展。

（二）机能性

瑜伽的课程设计往往有非常强的针对性，主要是因为人体机能不尽相同，男性和女性的生理结构也有着各自不同的特点，而且人的身体素质有着非常大的差异，所以瑜伽课程通常会根据不同人群的年龄、性别、身体状况等设计和安排。有针对性的、科学的瑜伽运动能使瑜伽练习者的身体机能得到增强，被损伤的器官机能得到补偿和恢复，在一定程度上，还可以延缓瑜伽练习者机体的衰退。瑜伽是一项自然和有效的物理治疗方法，在某种意义上，瑜伽运动的机能性是一般药物治疗无法代替的，这也是瑜伽运动如此受欢迎的重要原因之一。

（三）哲学性

瑜伽是伴随着其丰富的哲学含义诞生的。瑜伽运动具有的一些与生俱来的哲学性使得整个瑜伽的运动过程有着非常强的逻辑性与可控性。哲学思维的存在丰富了瑜伽的内容，长时间处于这种良性的哲学思维环境，瑜伽练习者的思维也会随之变得更加积极。瑜伽运动的目的就是使瑜伽练习者拥有积极健康、平和宁静的身心，从这一点上来看，瑜伽运动的哲学性意义就非常突出。

（四）全方位性

瑜伽之所以受到广大健身者的喜爱，是因为它的健身作用是全方位的，使瑜伽练习者身体和心理两个方面都能得到全面的维护。

能正常发挥功能的神经系统对人体的身心健康有重要作用。瑜伽体位法能够锻炼人体的脊柱，促使人体中枢神经迅速恢复。练习瑜伽不仅能使瑜伽练习者的神经系统长期保持健康状态，还能修复出现问题的神经系统。除此之外，瑜伽很多呼吸练习和体位法对于人的内脏也会产生有利的影响。人的行为、情绪及心理状态往往都与内分泌腺的活动有着直接关系，内分泌腺的某些激素过多或过少都会对人的身心健康造成不良影响。瑜伽练习者可以通过瑜伽练习调整人体内分泌腺的活动，有效防止内分泌系统紊乱。瑜伽运动中所提倡的横膈膜呼吸法能够有效地刺激人体的淋巴器官，从而使人体快速排出毒素。瑜伽运动的调息练习不仅对呼吸系统有积极作用，还能帮助瑜伽练习者静心减压。多年的瑜伽实践证明，瑜伽运动能对人体产生显著的积极作用，使瑜伽练习者的身体得到全方位的健康发展。

二、瑜伽的基本要素

以下为瑜伽运动中重要的基本要素：

（一）姿势

每一种运动都有具有自身特点的姿势，标准的姿势是每一个运动动作的基础与起点，瑜伽也不例外。因此，在进行瑜伽运动时，瑜伽练习者的姿势必须正确、舒服和稳定。在瑜伽运动过程中，不正确的姿势很有可能影响健身效果。

从生理学的角度分析，不正确的姿势往往会使肌肉分担骨骼一部分的支撑作用，从而导致人的身体过度疲劳，可能还会使脊椎、膝盖、脚踝、肩膀或髋关节等受伤。如果这样，瑜伽运动不仅毫无积极意义，还会损害人体健康。从心理学的角度分析，不正确的姿势很有可能影响一个人的气质、形体、情绪等，也不利于提高瑜伽练习者进行瑜伽运动的自信心。因此，瑜伽运动的姿势既不能夸张，也不能拘谨，要使身体保持平衡舒适。

正确、健康的瑜伽姿势应该做到肩膀放松，挺胸收腹，双脚稳固地支撑身体；膝盖放松，尽量把身体的重量平均地分配到腿和脚上，并保持呼吸顺畅。除此之外，必须要保持身体的对称，因为在瑜伽运动中，身体对称能够有效促进肌肉的平衡和骨骼的生长。身体对称时，瑜伽练习者能充分伸展腰部以上的部位，做动作时，也会感到更加轻松自如，使身体始终处在平稳的状态下。

在进行瑜伽运动时，瑜伽练习者会做出许多不同的姿势，这些姿势都能使身体得到充分的伸展。比如，瑜伽的平衡姿势能给人体带来非常多的益处：不仅能使瑜伽练习者有着更加充沛的精力，身体更加灵活自如、泰然自若，还能使人体机能在最理想的状况下表现出最佳状态，全面促进人体的健康发展。

（二）放松

在瑜伽运动中，放松是人在躺着或静坐时完全放开自己身体的一种能力，可以缓解身体的紧张。瑜伽运动有非常多的体式，因此瑜伽练习者必须及时进行调整与放松，为下一阶段即将进行的活动积蓄能量。虽然适当地保持身体紧张可以让身体维持挺直的状态，但如果要使瑜伽动作和人体机能运转得更加顺畅自然，瑜伽练习者就必须进行适当的放松。如果身体一直处于紧张的状态下，则不符合瑜伽的练习要求，难以达到真正的健身目的，甚至会有适得其反的效果。

在练习瑜伽时，放松的作用非常大。瑜伽的放松练习能使身体充分吸收和整合不同姿势所带来的能量。完成一个专门锻炼某一身体部位的瑜伽姿势后，放松可以让这一身体部位中的血液有充足的时间完成循环，使瑜伽练习者能够从这些姿势中受益。放松也是有技巧的，练习这一技巧是整个瑜伽运动中的重要环节。放松对于姿势、呼吸和注意力的练习有促进作用，从而让大脑和身体平静下来。

大脑放松是瑜伽放松环节中重要的组成部分，使大脑平静下来、消除大脑中的紧张是瑜伽运动的一个重要目标。也正因为它重要，所以许多瑜伽练习者认为"放松"姿势或许是所有瑜伽姿势中最难掌握的。在瑜伽运动中，集中精神的同时深呼吸是使大脑平静的有效方法之一，这样做不仅能使瑜伽练习者的精力放在某一注意点上，还能抛却不良情绪对他的干扰。

（三）呼吸

呼吸被比作瑜伽的灵魂，因此正确的呼吸方法是每一位瑜伽练习者必须掌握的内容。呼吸也是人类机体活动中最为重要的活动，人的生命依赖着呼吸，人的精神活力也与呼吸的习惯和规律有着非常直接的关系。通常情况下，人的呼吸并不是有规律的，也达不到呼吸系统的自然频率。人体的神经系统逐渐衰老，原因之一就是呼吸不正确导致内分泌系统的功能衰退，身体逐渐丧失力量和活力，最终出现沮丧、烦躁等负面情绪。

从瑜伽的健身理念来看，有关人类身心的问题几乎都来自错误的呼吸方式、负面的情绪和不良的饮食习惯三个方面。瑜伽练习者如果不将瑜伽理念生活化，只是希望通过几个瑜伽动作换来自身的身心健康，就不会收到成效，而瑜伽理念生活化的核心就是要遵循瑜伽的呼吸规律。

（四）冥想

冥想的起源早于人类的文字记载，因此可以说：自人类出现以来，冥想就已经开始了。经过长时间的训练和考验，人们才真正领悟到这种隐秘的智慧。随着人类的通信与交通方式越来越发达，世界范围内的交流也越来越广泛，这种源于印度的隐秘智慧被广泛传播。

冥想是指把注意力集中在一个特定的对象上的深思方法。在冥想练习中，瑜伽练习者会集中精神，同时感到平静、快乐且充满爱意。冥想能够让瑜伽练习者卸下重负，从而在意识层面获得一片更为广阔的天空，并通过瑜伽练习和调息法逐渐唤醒沉睡的自我意识。

瑜伽冥想的心态和觉醒通常可以转移到日常生活的各个方面，从而使瑜伽练习者不受外界的影响。通过冥想练习，瑜伽练习者可以将自己与其他世间万物有意识地联系起来。

冥想是瑜伽的重要练习手段和方法。冥想所具备的健康意识状态是瑜伽练习者练习瑜伽的前提，冥想要求瑜伽练习者将注意力全部集中在当下，从而达到精神专注。

（五）饮食

在瑜伽的基本要素中，饮食是必不可少的。瑜伽哲学理论认为食物对于人来说，具有生理和心理双重作用。有些食物是对身心有益的，而有些食物却是对身心有害的。瑜伽的饮食观就是必须放弃不利于瑜伽运动的饮食习惯，选择有助于达成瑜伽运动目的的饮食习惯。

在瑜伽的饮食要素中，斋戒是重要内容。在印度，一些高级的瑜伽练习者甚至可以做到很长时间不摄入食物而保持身体机能正常运转。但是普通的瑜伽练习者，要在合理的范围内进行斋戒，以免对身体健康造成不良影响。斋戒是一种对意志力的锻炼，能够有效帮助瑜伽练习者克服自身不良情绪带来的影响。

（六）言行举止

言行举止对瑜伽运动是有着非常大的影响的。练习瑜伽时，瑜伽练习者必须要在生活的各个方面都表现出良好的行为，时刻对生活抱有感恩的心态，要懂得关爱他人，严格要求自己。只有这样，才能在瑜伽运动中获得更大的收益。

《瑜伽经》对瑜伽运动中的一些基本道德规范进行了描述，而且练习瑜伽的基本准则基本都来自《瑜伽经》。其中最主要的原则就是不杀生和坚持非暴力主义。不杀生和非暴力主义就是指不对自己、他人和任何形态的生命施加暴力，受不杀生的道德规范影响最大的就是瑜伽的饮食哲学，这一原则要求瑜伽练习者尽量少吃或不吃肉类，也充分体现了瑜伽哲学对生命的高度尊重。暴力倾向不但包括针对他人的行为，还包括针对自己的行为，比如自我谴责和自我批判。瑜伽哲学认为，人若这样对待自己，就有可能这样对待他人。因此，践行非暴力主义首先应该从关心、体贴自己，学会对自己友善开始。

第三节　瑜伽的功效

一、瑜伽对身体的作用

（一）大脑

瑜伽是一项安静的运动。瑜伽的呼吸法、冥想和体位都能激发人的脑部神经元，让头脑更加清晰，思维更加活跃。专心于瑜伽运动时，瑜伽练习者的注意力会高度集中，并将大脑中繁杂的思绪排除出去。瑜伽练习者专心于某件事时，情绪会变得平和，脑疲劳随之得到缓解。冥想对于大脑的作用是最明显的。在冥想时，大脑处于非常清醒的状态，瑜伽练习者会充满活力，心情随之豁然开朗起来，获得一定程度的愉悦感。

清晰的大脑是保证思维灵敏和灵活的基础，冥想和呼吸法都能够令大脑清晰。现代人的学习、工作和生活节奏很快，在节奏紧张的现代生活中还会遇到各种各样的问题，这都加大了人们的压力。大脑每天要处理的问题非常多，有时还要同时做很多件事、想很多问题，脑疲劳成为现代人日常生活中的常态。瑜伽可以有效缓解脑疲劳，让超负荷的大脑得到充分放松，大脑的思维和判断能力都会因此得到提升。

（二）心脏

心脏是人体最重要的器官之一，是血液循环的中心。心脏的跳动会产生动力，将血液运输到身体的各个部位，成为身体能量的"发动机"。有了它，身体的各个器官和组织都可以得到充足的能量供给。心脏的运转情况对生命活动的影响是巨大的，一颗强大的心脏不仅跳动有力，而且它的舒张与收缩不会受到任何阻碍，会速度适中且有节奏地不停工作。心脏跳动的速度太快或太慢，都对血液循环有不良影响。心脏出问题时，人们会出现呼吸不畅、胸口疼、四肢酸软等症状，严重情况下会危及生命。

人的情绪也是影响心脏跳动的一大因素，通过呼吸可以调节情绪，也就可以间接地影响心脏的运转情况。瑜伽运动中，瑜伽练习者应重视呼吸和心脏运转情况间的关系，通过呼吸控制法对心跳状态进行调节。

一般情况下，脾气急躁的人容易患心脏病，而性情平和的人则很少在后天患上心脏病。脾气急躁者呼吸频率常常很快，尤其是着急或发怒的时候；情绪波动小的人则不会，这样的人呼吸频率会很慢，也就不会给心脏带来额外的负担，因此也就更长寿。人在着急和发脾气时，心脏跳动的频率会明显加快。心脏负担加重，就像车辆超载，很容易出现损坏和事故。由于心脏加压，血液循环不再像以往一样有规律，血液快速流动并上涌到大脑，不仅会降低大脑的思维判断能力，还可能引发其他脑部病症。当然，受到危害最大的身体器官就是心脏。

以上情况均可以通过瑜伽运动中的呼吸法得到改善，控制呼吸的练习可以让心脏恢复正常跳动。规律式呼吸法练习还可以培养人的性情，让人的性情更加平和，避免遇事急躁和发怒，从根本上改善心肌功能。

（三）胃部

胃在人的腹腔之中，人吃下的食物首先要进入胃中。胃的主要功能是靠胃酸消化食物。同时，胃里有黏液，可以起到润滑作用，这样，食物在胃中运动就不会给胃带来损伤。瑜伽的饮食观强调不吃刺激性强的食物，如太酸或太辣的食物，主张有规律地进食，避免暴饮暴食。另外，瑜伽体位法中的"肩倒立"和"头倒立"还可以治疗胃下垂。

（四）肠道

肠道具有排毒作用，排毒是否彻底会以外在的形式显现在皮肤上。如果肠道不能做到彻底排毒，那么毒素就会留存在体内，脸上的雀斑就是体内留存毒素的佐证。因此，肠道的状态对人的容颜有很大影响。

食物的残渣滞留在大肠内就会产生毒素，毒素也就是食物在肠道内经过发酵腐败后所产生的细菌，这些物质连同细菌都需要及时地排出。如果毒素被身体吸收，就会影响身体健康。有规律的排便习惯有利于及时排毒，粪便在肠道内停留的时间越短，排毒就会越及时。瑜伽的饮食观强调多吃粗纤维食物和水果，多喝水，这对于及时排便是有利的。此外，瑜伽体位法中的"船式"和"腹部按摩式"能够促进肠道蠕动，经常进行这两种体位法的练习可防止便秘，增强肠道的排毒功能。

（五）肺部

肺是人体的呼吸器官，主要作用就是交换体内外的空气，一次呼吸就是一次气体交换。当人吸气时，体外的空气会经过气管进入肺中；呼气时，肺会将人体产生的二氧化碳排出。肺泡将氧气输送到身体血液中，血液带着氧气流遍全身，使体内的各个组织细胞吸收到氧气。

肺还有排除毒素的功能。人每天吸入的空气大约有1 000升，由于空气中可能含有粉尘和病毒，人吸气时，这些物质会随空气进入肺中，这时，肺就会像排除二氧化碳一样将它们排出去，但不可能马上排除干净，因此肺也很易积存毒素。除了外界吸入的毒素要被排出去外，人体内也会因为各个机能器官的运转产生废气，这些废气有一部分也需要由肺来排出。

人们需要在空气清新的地方进行瑜伽运动，这样不仅可以有效保护肺部，不让其产生损伤，还能更好地发挥其交换气体的作用，及时补充体内需要的氧气，同时尽可能多地将废气排出，让身体免受毒素侵扰。另外，瑜伽体位法中的"海龟式"和"鳄鱼变化式"可以提高肺功能，促进废气从体内排出。

（六）肝脏

肝脏是人体代谢和排除毒素的主要器官，也是人体内最大的腺体。肝脏生成胆汁、水和电解质，具有新陈代谢、解毒、凝血、细菌免疫的作用。肝脏产生的酶用于处理食物，营养物质给人体提供能量供给，而其中的毒素则会分离出来，避免进入体内。肝脏在人体内的作用是很大的，为了保证它运转正常，不受损伤，人的情绪是非常重要的。情绪的强烈波动极易损害肝脏，"肝火"就是指肝因情绪波动受到了损害。因此，要保证肝不受损伤，就要有意识地缓解情绪波动，尽量保持心情愉快，急躁和发怒都要避免。

除了情绪的影响，还有其他因素的影响，比如作息情况。作息不规律、休息不好也会给肝带来伤害，熬夜对肝的危害最大。人体的各个器官每天都需要用休息的时间来自我调理，肝脏在人睡觉时会自行调理，以便清除毒素。没有给它足够的时间自行调理，就会使它的运转出现障碍，时间久了，就会导致肝脏疾病的发生。适当的运动对肝脏机能的改善是很有好处的，瑜伽体位中的"脊柱扭转式"和"鸽子式"对于肝脏能起到一定的保护作用。

（七）肾脏

肾脏器官在人体内的主要功能是排泄。排泄可以使人体处于正常的肌体环境中，保证身体各个机能器官稳定地运转。人有两个肾脏，分别在腰背的两侧，两个肾脏的大小相同，长约 11 厘米，宽为 5～6 厘米，纵剖面形状类似人的耳朵。左侧肾脏与右侧肾脏的位置不同，因为右侧肾脏与肝脏共用一个空间，所以右侧肾脏比左侧肾脏低一点。身体的毒素进入肾脏后，与尿液一起被排出。此外，体内的水分、钾元素和钠元素的平衡都需要肾脏来维持，它是体液循环的中心。体内排毒的重要环节要在肾脏中进行。

每天清晨喝一杯温水，这是让肾脏保持健康的有效方法。肾脏中的毒素需要水来稀释，毒素在水的稀释下会大大降低浓度，这对毒素顺利排出体外是有很大帮助的，有利于肾脏的新陈代谢。瑜伽体位法中"莲花坐"和"后桥式"可以有效增强肾脏功能。

（八）皮肤

人体表面覆盖着一层皮肤，与肌肉一起保护着人体骨骼和体内各个器官，使体外的细菌和化学物质无法直接进入体内，承受一定程度的物理和机械的压力，调节和保持体温在正常范围内。皮肤上有无数感觉神经，通过它们，人体能感受到温度，同时还具有触感和压感，这对于保护身体不受伤害和进行日常生产劳动是很有帮助的，此外，皮肤上还有很多毛孔，通过排出汗液和毒素实现它们在人体新陈代谢系统中的作用。

皮肤由三个皮层组成，分别是表皮、真皮和皮下组织。皮肤的延展性和弹性，使其具有柔软和坚韧的属性，这些属性是因为真皮中含有大量的胶原纤维和弹力纤维，使皮肤可以承受一定的摩擦力和拉伸力，即使受到外力的作用，也可自行恢复到原本的皮肤状态。人的骨骼是很坚硬的，皮肤中含有的脂肪形成软垫，可避免骨骼受到损害。皮肤表面有汗腺和皮脂腺，它们分别分泌出汗液和皮脂，两种物质混合在一起就形成了乳化皮脂膜，这层薄膜能润滑和保护我们的皮肤。

瑜伽练习者重视清洁皮肤，这是为了保护运动中处于兴奋状态的皮肤不受外界物质的损伤。空气湿度低对皮肤胶原组织的伤害是很大的，干燥的空气和寒冷的天气会令皮肤出现干裂的情况。瑜伽中强调冬天要做好保暖，借助护肤霜保持皮肤滋润，尽可能减少化浓妆的次数，因为化妆品会阻塞毛孔，不利于皮肤的正常呼吸。瑜伽运动的一些呼吸法、冥想和体位法都能够起到提高皮肤的呼吸机能、保持皮肤润滑的作用，比如"狮子式""头立三角山式""兔式"等，瑜伽练习者长期练习会取得明显的美容效果。

二、瑜伽与心理

（一）心理问题

心理问题其实就是脑的问题。人出现心理问题的原因有很多，有可能是人的情绪给大脑带来了伤害，也有可能是大脑的先天缺陷或后天病变引起的，这两方面的因素可以简称为"外因"和"内因"。

心理疾病和精神疾病可以引发抑郁、狂躁、低落、愤怒、恐惧、幻觉等多种心理反应，使人完全或者部分失去控制大脑的能力，这不仅表现在思想和精神上，在行为上也会变得异于常人。心理和精神疾病对人正常生活产生的负面影响是巨大的，而且已经成为全人类亟待解决的问题。在不同环境下生活的人们，每天都有各自需要面对的心理问题，这种情况与现代人愈加紧张的工作和学习环境有着直接的关系。因为承受的压力随着年龄增长日益加大，而情绪始终处于紧张和压抑的状态中，就有可能导致心理亚健康化。这也成了一种社会现象，并且向着越来越严重的方向发展。治疗和改善人们心理症状的方法主要以药物和心理疏导治疗为主，除药物外的其他方法还有许多，瑜伽就是其中的一种。

（二）瑜伽与心理的关系

瑜伽认为，能够给人的精神带来影响的主要有三个因素，分别是自然、社会和自我。在瑜伽中，这三个因素分别被称为"梵我""物质真实""心灵真实"。其中，自然因素包括自然灾害、自然现象和受到动物的惊吓；社会因素包括社会规范、经济、政治、信仰、习惯、风俗、种族、观念等；自我因素主要指个人内心的情绪情感，如憎恶、爱恨、嫉妒、愤怒、猜疑等。以上情况在现实生活中是普遍存在的，从古至今，人在这三个因素方面受到了或轻或重的影响。时代在变化，问题的角度和形式也在发生着变化，尤其是前两个因素，因为是客观存在的，很难在短时间内改变，因此要想通过影响或改变某些因素来治疗和改善心理和精神疾病是较难的。最直接和最有效的方法是改变自我，换句话说，在外在因素存在的情况下，人如果能够保持情绪和情感不受负面的影响，在很大程度上就能避免和降低心理和精神疾病的发生，也能改善和治疗某些病症。

人类始终在为解决心理和精神问题不断进行着各种实验研究，而且取得了比较明显的成效，其理论、途径和方法也朝着更加科学的方向发展。瑜伽有几千年的历史，古印度瑜伽练习者在改善和治疗心理问题方面所使用的方法是最原始的。随着时代的发展和科学的进步，瑜伽吸纳了现代的心理学、生理学、生物力学和社会科学等方面的知识，这对于修改并完善瑜伽的理论和练习方法是有很大帮助的。

（三）瑜伽对心理的作用

瑜伽主要的作用是缓解压力，改善焦虑和抑郁的症状，让情绪更加平和，摆脱沮丧，获得愉悦感。此外，瑜伽哲学理论还能够指导人如何处理生活中遇到的各类问题，帮助人解除烦恼，获得排解压力的方法。

在瑜伽的诸多练习法中，冥想对心理产生的作用是最大的，体位法和呼吸法也起到一定的作用。焦虑症和抑郁症是所有心理疾病中患病率最高的两种，它们也是现代人患病率最高的病症，有些人的症状不明显，而有些人则比较严重，会直接影响到生活和工作。心理治疗的方法除了药物，还有谈话、行为和催眠等，但心理疾病与身体疾病是不同的，治疗起来较为复杂，而且治愈率较低。相关研究表明，瑜伽对焦虑症和抑郁症的治疗是有效的，相对于可能会带来副作用或产生依赖性的药物，以及开支较高的其他心理治疗方式，瑜伽有着明显的优势。

瑜伽是平静温和的运动，它可以让人的情绪平和下来，冥想更能让人产生愉悦感。通过练习瑜伽，人更接近于自然和自己的内心，可以缓解压力，使头脑清醒而活跃；适量的运动还能缓解疲劳和提高睡眠质量，有效缓解焦虑和抑郁症状。

第四节　瑜伽脉轮能量与作用

一、瑜伽的三脉七轮

从科学理论和医学解剖理论上看是没有三脉的，三脉是佛家、道家、医家的一条特定脉络，是无形的通道，从医学上讲就是交感神经。

脉轮能量学起源于古印度的脉轮学说，通过打坐冥想的方式通畅脉轮，使人体自身的能量系统（医学所讲的经络气穴）——脉轮更好地为健康服务，除此之外，还能开启智慧。瑜伽学的书籍中提到，人体有七个脉轮，是七个能量聚集点，主宰着人体不同的组织系统，每一个脉轮都有帮助将能量分配到肉体、情绪、心理和精神的不同功能，它们基本上是通过内分泌及脊柱神经系统与肉体的各种功能联结，并以神经管道及循环系统为中介，使能量进出身体，调节内分泌及免疫系统，使所有的器官、组织及细胞得到能量。

（一）三脉

三脉即中脉、左脉及右脉。其中，最重要的一条为中脉，大概在脊髓的中间，由顶下至海底。海底即肛门前的一片三角形地带，密宗又称之为生法宫，如果是女性的话，海底就是子宫。冥想时，中脉必须持续流动，如此，意识、身体才能得到控制，并保持平静。在中脉的两边，有左脉及右脉，与中脉平行，距离约是牛毛直径的1/10。中脉是开启智慧的通道，是接通宇宙信息的脉，左脉是启动发展的脉，右脉是记忆、储存、信息处理的健康脉。

（二）七轮

1.底轮

底轮介于肛门与生殖器中间，即会阴穴，附属腺体是直肠。底轮是身体、心灵、性的储藏所，与身体健康、排泄功能有关。

2.腹轮

腹轮在底轮之上、脐轮之下，但腹轮并没有固定位置，它在腹部像个卫星一样绕着脐轮旋转。在身体方面，腹轮对应主动脉神经丛，掌管脾脏、胰脏和肝脏下部。腹轮是右脉的起点，如果一个人过度活跃，过分思考和计划，便会使这个轮穴和整个右脉发热。长期的透支，会使这个轮穴衰竭，无法照顾脾脏、胰脏和肝脏的需要，出现与这些器官有关的疾病。

3.脐轮

脐轮又译作正道轮，位于腹部中央肚脐的位置，掌管着人的胃部和肠道。

4.心轮

心轮在胸部正中，胸骨的后面。心轮对应心脏神经丛，照顾着人的心脏及呼吸系统。

5.喉轮

喉轮位于颈项底部喉咙处，照顾着人的颈部神经丛和甲状腺。

6.眉心轮

眉心轮亦称为"第三眼"，位于脑的中心，照顾着人的松果体和脑下垂体。

7.顶轮

顶轮围绕头顶，这里是所有能量中心与三条脉络会合的地方。当能量上升，直透头顶天灵盖上方时，人便得到自己的"自觉"了。顶轮掌管着大脑顶部边缘系统的 1 000 条神经线，因此古人用 1 000 瓣的莲花来代表它。

二、瑜伽的特点

系统地练习瑜伽能够消除疲劳，平静心境，使人保持一种舒畅宁静的状态，充分享受人生。瑜伽与其他运动相比，有着自身突出的特点。

（一）瑜伽适宜人群广泛

瑜伽动作安全、柔和，可避免运动伤害，从小孩到老人，甚至孕妇都可以在瑜伽教师的指导下练习。

（二）瑜伽的舒适性

瑜伽体位法流畅、对称、柔和，又能持续地让身体得到伸展和刺激，不像普通运动在某个单位时间内会对某块肌肉进行强烈刺激，从而造成腰酸背疼。瑜伽在每组动作完成之后一般都会有相应的放松动作，对身体起到很好的拉伸与放松作用，舒适且流畅。

（三）瑜伽不受场地、时间、经济条件的限制

瑜伽运动只需要很小的空间，能容纳双臂双腿即可，并且其受时间的限制也少。只需一个安静的角落、一块洁净的垫子、一颗纯净的心即可进行瑜伽运动。

（四）瑜伽对心理的调节

这是与其他运动最显著的区别之一，瑜伽更重视通过身体姿势的练习，达到调节心理的目的。

（五）瑜伽可以起到辅助医疗的作用

瑜伽对身体锻炼是全方位的，不仅仅可以锻炼外在体能，还可对内分泌、微循环、内脏系统起到全方位的调节和改善作用，净化血液，调节体重，有效地消除脂肪，维持饮食平衡。最难能可贵的是，平日里几乎锻炼不到的内脏、头皮、背部肌肉等"锻炼盲区"，瑜伽也都有专门的体位法一一照顾周全。所以瑜伽能对疾病的预防起到间接或直接的作用。

（六）瑜伽拥有一套完整的体系

瑜伽包括瑜伽饮食方式、瑜伽清洁法、瑜伽呼吸法、瑜伽放松术、瑜伽冥想与静坐及瑜伽生活方式和理念。博大精深的实践与理论体系使得瑜伽早已超越了一般体育运动的范畴。因此，瑜伽实际是一个可以全面调整瑜伽练习者身体和心灵的系统，练习瑜伽能使人均衡发展，使身、心、灵达到更高的层次。

三、瑜伽运动的作用

（一）有效调节内分泌系统，促进人体健康

一个人的行为、情绪、心理状态都和内分泌腺体的活动有直接关系。当内分泌腺体释放了太多或太少激素到血液中时，人的身心健康就会受到不良的影响。瑜伽练习可以帮助调整这些腺体的活动，从而防止内分泌系统失常。由于内分泌系统是受自主神经系统支配的，所以瑜伽对神经系统的调整也是间接地调整内分泌系统，而且瑜伽练习给予这些腺体的轻柔按摩和刺激，也可以使它们保持健康状态。瑜伽中的弯、伸、推、扭、挤，可以较好地舒缓神经。内心有一个良好的环境，可以使人从焦虑、急躁、紧张中解脱出来，从而提高自信，消除烦恼，心灵也能得到放松。

（二）提高身体的柔韧性，培养身体自然美的线条

瑜伽的姿势可以使身体的肌肉慢慢地被拉伸，给身体带来无限的能量。瑜伽练习者按照正确的方法练习瑜伽，并且把注意力集中在身体变化所带来的感觉上，可以体会到身体肌肉的伸展和拉长，防止肌肉组织功能下降，使肌肉富有弹性，消除肌肉萎缩和关节僵硬，肌肉的肌纤维被拉长、变细；身体的柔韧性也可以得到改善，身体僵硬的部分得到舒缓，使肌肉线条更趋于完美。

（三）消除忧郁情绪，预防疾病的产生

由于现代社会的激烈竞争，给人们带来了很大的心理压力。因此，心理疾病的患病率也大大提高。瑜伽是在优美的音乐伴奏下，将呼吸、动作和意识相互交替来完成的，可以协调交感神经与副交感神经的平衡，调整自律神经，从而消除忧郁情绪，减少由于紧张或忧郁引起的心理疾病。

（四）改善内脏功能，并有辅助治疗的作用

正确的瑜伽练习，能改善人体的内脏器官，而且对已经患病的某些器官有辅助治疗作用。扭转、挤压等姿势，不仅可以加强肠胃的蠕动，增强消化液的分泌量，加强消化与代谢功能，还能使肾脏供血充足，加强代谢，对胃病、消化不良等疾病的辅助治疗也有很明显的效果。

四、瑜伽与生活哲学理念

瑜伽既有哲学性的思考，又有深厚的生理学基础。"瑜伽哲学"并不是神秘晦涩的哲学思想，而是一门实用的人生哲学，凡用心练习过的人都会在潜意识里体会到。瑜伽哲学包含许多哲理，让人们了解生命的真谛，学会如何做人。瑜伽是东方心灵之学，通过调试内心活动，可清除人潜意识中的垃圾，消除烦恼，是减压和心灵美容的良方。瑜伽是一种健心术，使人们学会关注自己的内心世界，认识自我、提升自我。瑜伽不只是身体肌肉和韧带的一缩一放，更是心灵的一张和一弛，是对内心的按摩，让人们更加深刻地了解自己、认识自己、控制自己。

瑜伽即生活，生活即瑜伽。瑜伽练习者在瑜伽运动中感悟生活理念，从生活理念中提升瑜伽境界。瑜伽贯穿生活，生活中又包含瑜伽。在瑜伽实践中，每一次呼吸、每一次体位练习、每一次冥想都是对身体及内心的锤炼，是在不断地提高人们身体各个器官系统的机能，帮助身体达到内外平衡、健康的状态。从实践当中折射出的瑜伽哲学理念，能够使人们不断地增强意识、发挥潜能，帮助人们树立积极的人生观与世界观，让人们正确地认识自己、认识世界。只有当瑜伽运动渐入佳境时，关于心灵和精神上的启发才会有效果，也更能促进体位姿势练习的稳定提升和瑜伽实践与瑜伽理念相互促进、相互制约、相互交融的关系，即形成正确的瑜伽生活方式。瑜伽的最终目的是让人们健康、快乐、幸福地过好每一天！

（一）瑜伽呼吸倡导"慢生活、简单生活"

呼吸是人类与生俱来的一项身体基本技能，代表着生命的存在。可是又有多少人关注过自己的呼吸，或是考虑过什么样的呼吸对身体健康更有利呢？答案显而易见，几乎没有人关注过。而在整个瑜伽体系中，瑜伽呼吸是贯穿始终的，可以说呼吸是瑜伽运动的灵魂。瑜伽呼吸即腹式呼吸与胸式呼吸相结合的呼吸，也称完全呼吸，并且强调"呼吸一半的人只有一半的生命"。科学家进一步发现，瑜伽式呼吸通过促进副交感神经的反应，可以有效平息神经系统，使心跳放慢，血压下降，改善循环与消化系统，加强免疫系统功能。另外，瑜伽呼吸最重要的是，能够使心灵变得更清澈、更警醒。瑜伽呼吸贯穿了瑜伽冥想、瑜伽体式及休息术所有练习过程。每一次呼吸都让身体感觉到充满了新鲜的氧气，并给内心带来了轻松与愉悦，使人感觉回归自然、回归原始，生活也变得简单起来。瑜伽呼吸可以使呼吸变得缓慢，内心变得平静、祥和。随着呼吸节奏的放缓，人们的生活也变得更加简单、纯粹。

慢生活，意味着发现一种简单哲学，以简化人们的生活。人到底需要多少物品才能快乐和幸福呢？只有不断反问这个问题，人才能摆脱物欲的控制，否则大脑只会被占有、购买和消费等观念塞满。简单生活本身不是目的，目的是以物质生活的简单换取精神生活的最大丰富。反之，即使人拥有了全世界，但却输掉了自己的灵魂，又有何益？简单生活并不是要求所有当代人都像梭罗一样隐居在自然山水中，也并不是倡导当代人都回到原始生活状态，而是呼吁人们在现有的文明社会里尽可能地简化自己的物质生活，把人的物质需求和消费需要限制在生态系统能够承载的范围之内，并腾出时间尽可能多地与自然交流和保护自然，尽可能地提升自己的精神追求和美学品位。这才是简单生活观的当代意义所在。

在当今这个讲究速度和节奏的时代，人们需要这种"慢而简单"的生活理念。而慢，不是简单的减速，更不是停滞和放纵，它是一种豁达、平和、从容、淡泊的心态。这正是瑜伽可以给予我们的。如果能够保持心不急、心不乱、心不冷、心不贪，生活自然会变得有条不紊、轻松愉快。

（二）瑜伽体位法练习，让我们停下脚步，享受当下

瑜伽体位法是指身体尽可能长时间地维持一个舒适的姿势，并保持深长有力的呼吸。所有体位法练习都是为了帮助人们能够达到最终的冥想状态。体位法练习加大了关节、骨骼、肌肉、韧带等全身运动系统的活动，协调了机体平衡；促进了血液循环，减少了心脏压力，大大降低了心脑疾病发病率；刺激腺体分泌，调节了内分泌系统；延缓衰老并延长了寿命。同时，体位法也是向内发现自己、了解自己，并与自己身体对话的过程。体位法练习要求瑜伽练习者收起所有的思绪，排除一切杂念，把意识完全集中在身体被练习的部位上，用心去体验，享受每一次呼吸、每一次伸展、每一次挤压给身体及心灵带来的不同感受，享受当下这个时刻，不断地累积当下的体验，如此，瑜伽练习者就会发现自己身体及内心的变化，发现自身的潜力，体会到进步的喜悦，使之对生活充满信心。瑜伽教人们如何体会当下、拥有当下，只有拥有当下，才会拥有未来。

活在当下，原是佛教禅宗的一种人生观，它告诉人们要放下过去的烦恼，舍弃未来的忧思，把全部的精力用来承担眼前的这一刻。失去此刻就没有下一刻，不能珍惜现在，就不能珍惜今生；不能拥抱现在，也就无法拥抱未来。活在当下是一种全身心地投入人

生的生活方式。毕竟，昨日已成历史，明日尚不可知，只有"当下"才是人们最好的礼物。就像泰戈尔曾说："如果你为错过了太阳而流泪，你也会错过星星。"人只有活在当下，才会变得真实，才能抓住你所能抓住的一切。人生是由每一个"当下"共同组成的，如果每一个时刻都没有活在当下，又岂能拥抱真实的人生？当你全部的能量都能集中在当下的这一时刻，生命也就具有了一种巨大的张力。

（三）瑜伽体位姿势教会人们感恩

瑜伽先贤最早是在喜马拉雅山里练习瑜伽。他们通过观察和模仿动物、植物及大自然的生态变化，最终形成了瑜伽体位练习体系。所以，许多瑜伽体式的名称大部分与动物、植物及太阳或月亮有关。例如：猫式、蛇式、树式、拜日式、新月式等。瑜伽练习者在练习时需怀着一颗感恩的心，感谢大自然、感谢太阳每天升起并带给我们能量。人们怀着一颗感恩的心来练习瑜伽，内心也会变得更加宽容与博爱。心灵在充满爱的阳光下，才能感受到生活中的温暖和快乐。

感恩是一种处世哲学，是生活中的大智慧。"滴水之恩，当涌泉相报""吃水不忘挖井人""得人花果千年春，得人恩惠万年记"等，这样的诗词传承着中华民族对"感恩"的认同和崇尚。一方面，人需要向自然界感恩，是因为人们认识到人只有和自然界和谐相处，才能有可持续性发展；另一方面，人需要感恩社会、感恩他人，是因为人们认识到只有与人和谐相处，才能使社会不断进步，人们的生活才能更加幸福美满。感恩就是关爱世界，感恩就是回报社会，感恩就是奉献人生。将感恩文化的理念落实在社会生活中，人心就会向善，社会就会和谐，经济就会快速发展，人民就会安居乐业，国家就会繁荣强盛。如果想让短暂的人生充满快乐，人们就需要学会感恩和博爱。只有懂得感恩，才能学会知足，学会了知足，心就变得自然开朗；只有学会博爱，人才会得到爱的回报。生活在爱的氛围里，快乐也就随之而来了。

（四）冥想使人们获得一种专注的思维

冥想是瑜伽练习的最高境界。所有的体位练习、呼吸练习，都是在为达到最后的冥想状态做准备。冥想时，瑜伽练习者需摒弃所有杂念，不被一切欲望所牵制，集中意识，达到天人合一的状态。这是瑜伽师通过修行才达到的境界，是身、心、灵三者的升华，而非动作。科学实验证明，冥想能影响人的大脑并且稳定人的情绪，在冥想时流经大脑的血量会增加35%，人体内耗氧量会降低20%，大脑功能得到改善，此时所有繁杂的事务都被抛开了，思维变得平静、清晰，情绪安宁，从而达到调节情绪的效果。

不是所有瑜伽练习者都能够达到天人合一的状态。但是，把思想高度集中在一件事情上，从而达到超凡脱俗的思想境界的这种思维方法，是值得人们认真借鉴的。美国思想家马克•吐温说过："思想具有神奇的力量，如果你能够专注于某件事情上，你就会取得连你自己也会感到吃惊的成就。"许多大科学家、大思想家之所以有杰出成就，就是因为他们能够始终不渝地忠于既定目标。而那些面面俱到、事事关心、患得患失的人，是很难做好一件事情的。

在日常生活中，冥想练习对身体也非常有益。冥想需要集中注意力，专注于自己，专注于内心，使心灵获得平静与安宁。冥想让人们在平常的日子里少一些紧张、忧虑等不良情绪，从而降低了因不良情绪而患上一些精神疾病的概率。因为人的免疫系统和人的心态是紧密相连的。神经学科学家发现，简单的注意力集中会使消极情绪下的大脑活动转向积极状态。有相关研究发现，瑜伽最为明显的作用就是可以减少瑜伽练习者内心的焦虑情绪和压力，并且提高其心理上的抗挫折能力，从而通过瑜伽运动治疗心理上的问题。所以，冥想已经介入了对心理及一些精神疾病的治疗。在美国，一些大公司还专门为员工开设了冥想室。在竞争激烈的现代社会，每天都有很多问题困扰着人们。例如，升职、加薪、人际关系、家庭等。人在这样一个环境复杂、思绪紊乱的状态下怎么能很好地投入工作呢？冥想就可以帮助人们观察自己、沉淀自我、理清思绪、减少压力，帮助人们更加专注于某一件事，并且头脑清晰地对事物作出正确的判断。在这个意义上，冥想这种特殊的思维方法，告诉人们：精神专注、思想集中，是事业成功的一个秘诀。

瑜伽运动属于一种哲学化的生活方式，旨在达到身与心、灵、肉的和谐统一，能够使人心态冷静、意志坚定、生活自然，并努力实现力与柔的完美结合，从而体会到生命自身所蕴含的芬芳和喜悦。

五、瑜伽与终身体育

（一）高校大学生练习瑜伽的益处

大学生如今面对的不仅仅是学业上的压力，还有来自社会上的期待与严重的就业压力，且生活的节奏很快。这种快节奏的生活往往会使人感到麻木、烦躁、疲惫，而瑜伽无疑是最适合大学生的运动之一。瑜伽是一项可以随时随地做的运动，在你心情烦闷时、身体不适时、感到压力很大时，抑或是在空旷的校园草坪上、宿舍里、家中，你都可以通过简单的瑜伽动作舒缓身心，使自己成为一个积极向上的大学生。

通过练习瑜伽呼吸法、体位法、冥想和休息术，可达到舒展筋骨、放松身心、健美形体、通畅经络的效果，从而使大学生在健身的同时消除疲劳、缓解压力。在健身瑜伽课上，大学生处于安静的环境中，聆听着柔和的音乐和教师轻柔的语音的同时，进行瑜伽体位法和瑜伽冥想练习，慢慢集中注意力，调整呼吸，使呼吸变得均匀缓慢，排除杂念，敞开心扉，释放生活学习中的压力，从而养成积极乐观、良好健康的生活态度，最终达到身体和精神两方面都健康的效果，这对于大学生来说是尤为重要的。

当下社会竞争压力大，大学生的压力自然也很大。压力大就会导致大学生出现烦躁、不安、情绪不稳定的状况，而瑜伽恰恰可以帮助他们稳定情绪，建立积极、自信、乐观的心态，同时保持内心平和、安静，使人变得更有耐心。大学生通过一次次调整呼吸、舒展动作来释放内心的压力，让自己认真地聆听来自内心的声音，抛去烦恼，重新认识自己、认识他人。除此之外，瑜伽还能有效地开发创造力，增强记忆力；有效提高思维能力，集中注意力，让大学生更好地进行下一步的学习和生活。每做一次瑜伽都是对心灵最好的净化、对精神最好的升华。

瑜伽最大的功效在于调心，练习瑜伽可以使大脑得到充分休息，使自主神经所引发的不快感消失，而且焦躁的情绪也会有所改善，从而促进身心平衡发展。瑜伽除了有助于大学生身体健康，还对大学生的心灵及精神健康有很大的益处。

（二）树立终身体育理念

"生命在于运动"，这是我们经常听到的一句话，它表明体育运动是人们终生的事业，这样，我们的生命才会健康、绵长。终身体育是指一个人终身进行身体锻炼和接受体育教育。终身体育的含义包括两个方面：一是指人从生命开始至生命结束都要学习和参加体育锻炼，使终身有明确的目的性，使体育成为生命中始终不可缺少的重要内容；二是在终身体育思想的指导下，以体育的体系化、整体化为目标，为人在不同时期、不同生活领域中提供参加体育活动机会的实践过程。

瑜伽无疑是人们终身体育的最好选择之一。瑜伽的本质关心的是每一个生命及每一个生命的内心与精神，所以瑜伽是与人的生命紧密相连的，是人们一生的好伴侣。同时瑜伽的受众范围很广，无论男女老少都能够参与练习，而且瑜伽能很好地将强身健体与修身养性结合起来，身体与心灵的双重健康正是人们所需要的。

让瑜伽参与到你的每日生活中，它便会成为你终生的事业。除了让瑜伽变为一种习惯，人们还应改变自己本身的思想，树立终身体育理念。当你劳累一天，最好的休息并不是躺在沙发里看电视，这样不但不会使自己的身体得到真正放松，反而会增添其他的身体问题，所以人们应树立一种健康的生活理念，那就是通过运动来舒缓身心、放松身体，而最适合的运动就是瑜伽。关掉电视，放着舒缓的音乐，通过瑜伽让自己的身心得到真正的放松，舒缓你的疲劳，抛去一天的烦恼，放下一切外在，与自己的内心接触，真正地去感受自己的生命，回归内心的平静。人们应有这样一种理念，让运动成为生活中的调节器，而不是零食和电视。只有树立正确的终身体育理念，瑜伽才会真正地融入你的生活，成为你终生的挚友。

（三）瑜伽与终身体育相结合

要将瑜伽与终身体育结合起来，就要将瑜伽融入生命中，把它当作生活的一部分，成为一种生活方式，而不要将它与生活分开，仅当作是一项体育运动。每天坚持练习瑜伽，让它成为生命的组成部分之一。工作学习时、闲暇时、临睡前，都可以做几个简单的瑜伽动作帮助自己调整身心，渐渐地将自己与瑜伽相融合。每天通过瑜伽来修身养性，关注自己的内心世界，重新审视自己的生命，洗涤心灵，让自己焕然一新，拥有新的生活，这样，瑜伽就在人们的每一次呼吸中与自己融为一体，成为生活中最必不可少的一部分。

当然，若想让瑜伽成为终身体育运动，人们还必须懂得如何去享受瑜伽，让它变成生活中的快乐因子。这就需要人们真正懂得瑜伽，通过了解它的渊源、本质、作用等，让自己意识到瑜伽对自己的重要性，不要盲目练习，因为若不了解，是不会喜欢它的。所以瑜伽练习者要明白每一个动作的作用，要深刻了解瑜伽的本质，懂得如何去享受瑜伽的每一个动作和每一次呼吸，让自己真正地喜欢瑜伽，如果瑜伽让你感到快乐，那它必是你生命中最不可缺少的一部分。

所以将瑜伽与终身体育相结合并不难，重要的是人们是否愿意去做，去拥有一种像瑜伽这样的终身体育项目，以此改变自己的生活，体验真正精彩的生命。人们需要拥有一种终身体育，无论是什么项目，它都可以充实每一天的生活。认真过好每一天，每一天都能看到新的自己。

第五节　瑜伽练习的误区、注意事项和禁忌

一、瑜伽练习的误区

（一）只有身体柔软的人才能练习瑜伽

瑜伽是适合所有人练习的一项运动。瑜伽中的动作并不是身体柔软的人才可以做到，只要长期坚持练习，即使动作幅度不大，也会有所进步，日积月累，就会使身体变得柔软且有韧性。所以，进行瑜伽运动能够让身体变得柔软，而不是只有身体柔软的人才能练习瑜伽。这种对瑜伽运动的误区是很多不能坚持练习的人的想法。时间能够改变一切，坚持是让瑜伽锻炼产生效果的唯一途径，适度的瑜伽能够让僵硬的身体在长时间的运动中逐渐改变，最后达到意想不到的效果。

（二）瑜伽是女性专有的运动

瑜伽在女性练习者中十分受欢迎，因为它不需要太剧烈的动作，只需要做一些伸展运动即可，唯一需要的就是坚持。但瑜伽并不是女性的专有运动，男性也可以练习瑜伽。长期练习瑜伽，可以让身体的肌肉变得匀称有力，骨骼结实挺拔，并且可以舒缓心情，让疲惫的精神得到缓解。有些男性练习者所取得的成果甚至比女性要好。在印度，瑜伽大师基本上都是男性，而且男性对瑜伽的热衷程度丝毫不比女性差。西方瑜伽的男性追随者也有很多，而且一点也不比女性少。可见随着时间的推移，瑜伽这项运动会逐渐被男性所接受，从而成为男性和女性共同热爱的运动。

（三）瑜伽体位一定要做得漂亮

有些人在练习瑜伽时，无论是什么体位姿势，都要做到漂亮、标准，就如同用标尺画出的图一样，但瑜伽动作没必要做成这样。在瑜伽动作中，最重要的不是体位，体位

只是瑜伽练习过程中让身体得到锻炼的方式，更重要的是要掌握呼吸的节奏和体位的协调搭配，然后静下心来冥想，让心灵平静。很多人在练习瑜伽时不能把握瑜伽的本质，只是一味追求动作的完美，而忽略了呼吸方法和冥想修心的重要性，这些都是舍本逐末的做法，只能获得瑜伽练习中的皮毛，而将最重要的东西都丢掉了。

瑜伽的体位练习只是瑜伽中最基本的部分，虽然做得好可以将身体锻炼得更加健康，但更重要的是呼吸和动作的相互配合，这是修身的重要因素。在修身之余，还要进行静心冥想，让心灵得到滋养。当身心同时得到锻炼、都呈现出健康的状态时，整个人会越发优秀，这也是练习瑜伽的目的。

（四）瑜伽只是用于减肥的运动

很多人为了减肥而练习瑜伽，瑜伽也的确达到了将体重减轻的效果。但瑜伽不只是一项减肥运动，减肥只是练习瑜伽所能带来的功效之一。瑜伽的目的是通过身体上的锻炼和精神上的锤炼，让身体更为健康、精神更加饱满。人们在练习瑜伽时，通过做一些体位上的动作，再配合相应的呼吸方法，达到强身健体、预防疾病、缓解压力的目的。因此，不能将瑜伽定性为减肥运动，这将瑜伽的含义和作用狭隘化了。

（五）练习瑜伽要空腹

很多人在练习瑜伽时会刻意不进食。他们认为，进食会让腹部过于饱满，妨碍瑜伽练习。但这种想法是错误的。在练习瑜伽前是可以饮食的，一般素食的人进食 2～3 个小时后、荤食的人进食 3～4 个小时后，可进行瑜伽运动。因为这时腹内的食物大部分已经被消化了，不会有胀满的感觉，也不会对瑜伽的练习造成妨碍。而且进食可以为身体运动提供所需的能量，减缓身体产生的疲劳和精神上的压力。在练习瑜伽前，瑜伽练习者可以喝一杯牛奶或吃一点水果。尤其是低血糖的患者，更应该保持体内糖分的充足，以防在运动中由于血糖的降低而出现昏迷等症状。当练习完瑜伽后，最好先做瑜伽休息术，让身体得到休息和缓解，在 30 分钟后再饮食。

（六）练瑜伽应持续喝水

瑜伽练习的动作幅度不大，因此对水的消耗量也较小。一般瑜伽练习者都会在练习前适量饮水，在练习过程中尽量不喝，除非感到口渴。运动完成 20 分钟后，瑜伽练习者可以大量饮水。但高温瑜伽却是需要不停喝水的，因为高温瑜伽需要在高温的环境中练习。温度过高，导致瑜伽练习者体内的水分流失过快，如果不能及时将体内丧失的水分补足，瑜伽练习者会因缺水昏迷。因此，应明确自己所练习的瑜伽内容，如果是运动量不大的普通瑜伽动作，就无须一直补充水分；如果是高温瑜伽，就要及时补水，以防出现脱水现象。

（七）出汗后立刻洗澡放松

瑜伽虽然不是大幅度的运动，但人们在练习的过程中，由于身体需要长时间保持一个动作，肌肉和骨骼会不断消耗能量使身体发热出汗。随着汗液的排出，一些毒素也被排出了。汗液附着在身体表面，十分难受。为了让身体清爽干净，很多练完瑜伽的人都会在动作结束后立刻洗澡，想让身体在热水的冲洗下得到清洁和放松。

出汗后立刻洗澡是不对的。瑜伽中讲求能量的平衡，是让运动的能量转化为热量在体内四处流动，不仅可以让体内的毒素及时排出，还可以让体内的肌肉、神经等变得活跃，让身体更加健康。如果出汗后立刻洗澡，无论是热水还是凉水，都会将这种能量的平衡打乱，无法让身体吸收，会让锻炼的效果大打折扣，丧失了原有的效果。

（八）固定瑜伽锻炼时间

有些人习惯将练习瑜伽的时间固定，要么只在早上起床后练习，要么只在晚上睡前练习；很多人不能将瑜伽锻炼一直持续下去，每周只练两三次。这些做法都是不正确的。瑜伽是一项锻炼身心的运动，要让它深入自己的生活中，成为一种习惯。瑜伽练习者既要坚持每天进行瑜伽运动，又不能固定具体时间，要根据身体的需要来完成。但这也不代表早上练习就一定比晚上好，也并不代表睡前运动就一定对身体有利，这是需要根据实际情况来决定的。因此在练习瑜伽时，不仅要学会坚持，还要让这种运动和自己的生活相融，只要条件允许，随时都可以进行。

（九）将瑜伽作为其他运动的热身活动

瑜伽确实有着舒缓筋骨的作用，可以让肌肉和关节都得到有效的拉伸，但瑜伽并不能作为其他运动的热身准备活动。瑜伽练习讲求能量的平衡，在意身体和精神的同步与协调。当练完瑜伽后立刻进行其他剧烈的运动，身体的肌肉和关节会处于不停拉伸和收缩的状态，会消耗大量能量，这打破了能量的平衡，和瑜伽练习的本意有着很大的冲突，也不符合瑜伽运动的宗旨，因此不可以将瑜伽作为其他运动的热身准备活动。但在进行其他剧烈运动后，却可以将瑜伽作为休息活动。剧烈运动后，能量大量流失，肌肉、关节等都处于极度疲劳状态，这时进行瑜伽运动，一方面可以使身体处于休息状态，让流失的能量逐渐得到恢复，符合瑜伽能量平衡的本意；另一方面可以让疲劳的肌肉和关节等在拉伸过程中得到放松和修复，进而起到放松身心的效果。瑜伽中的休息术还可以让人恢复精力，在短时间内就可以让疲惫的身心变得精神抖擞。因此，无论在什么时候，在剧烈运动后都可做瑜伽运动，而不是将瑜伽作为其他运动的热身活动。

二、瑜伽运动的注意事项

（一）切勿空腹练习

很多人习惯空腹练习瑜伽，认为空腹练习能够避免腹部的胀满，减少运动时腰腹牵拉的不适感，更好地达到瑜伽运动的效果。但恰恰相反，空腹练习瑜伽不但对锻炼没有帮助，还会带来一些隐患。虽然瑜伽运动不属于大幅度剧烈运动，但依然要消耗很多能量。运动前不饮食，会使体内能量不充足；运动中一旦缺少能量的供给，就会出现头晕、乏力等现象，有的人甚至会昏厥。最恰当的方式是在做瑜伽运动前的2～3个小时内进食，既能给身体补充能量，让身体的新陈代谢持续进行，又可以避免因饱食带来的不适。如果无法及时用餐，可在练习前20分钟进食一根香蕉，也能起到类似的效果。

（二）不要因身材而害羞

有些想要练习瑜伽的人，会因自己的身材肥胖，怕受到别人的嘲笑或无法持续下去而放弃，其实这是没有必要的。人的身体虽然受到了先天的遗传和后天环境的影响，但这并不能阻碍一颗想要练好瑜伽的心。如果你是真心想要练习瑜伽，就不必在意自己的体型，也不必去想他人对你的看法，只要拥有坚定的毅力和持之以恒的精神，就可以练习瑜伽。因此，不要因为自己的身材而害羞，羞于向瑜伽教师启齿，或羞于向他人请教，要敢于面对，让自己在练习瑜伽的过程中得到身心的满足。

（三）要熟悉自己的身体

身体是自己的，在练习瑜伽的过程中，瑜伽练习者应对自己身体的每个部位都要有所了解，特别是双腿、双脚、身体骨骼、头部等。练习时要体会每个动作和呼吸时身体的反应，还要向瑜伽教师请教，让教师根据自己的身体状况来拟定适合自己的练习动作和方法。如果出现诸如呼吸困难、剧烈疼痛、头晕目眩等状况，应立刻停止练习，及时联系瑜伽教师，等教师对自己进行正确的指导和根据自己的具体情况作出安排。

（四）要用鼻呼吸

在练习瑜伽时，一般都要用鼻呼吸。因为瑜伽练习场所中充满了灰尘和细菌，用鼻子呼吸可以有效防止这些污染物进入到呼吸道内，保持了身体的健康和卫生；另外，用鼻呼吸能够将冷的空气变得温润，降低对呼吸道的刺激。最为重要的是，瑜伽中需要对呼吸进行正确的控制，如果呼吸不合理，就无法和体位相互协调，所做动作的效果会大打折扣，这对瑜伽的练习是有妨碍的。

（五）练习时尽量保持安静

瑜伽练习需要身体和内心的专注，达到一种能量的平衡。在练习前，应选择一个安静平和的环境。吵闹的场所无法让人达到心平气和的状态，所以需要为瑜伽练习者营造出一个平稳、祥和的气氛，促进瑜伽练习的快速进步。

（六）量力而为

每个人的身体状况都是不同的，身体柔韧度好、耐力高、学习能力强的人，对瑜伽的学习和掌握速度就快，而身体僵硬、耐力不足的人，学习起来就非常困难。但无论身体和能力如何，都不妨碍人们练习瑜伽，只要根据自己的能力，量力而为即可。在练习的过程中，一定要根据自己的情况和教师的指导进行，切勿高估自己的能力，杜绝骄傲、嫉妒、急于求成等不良心态，这些心态会影响练习所需的专注力和原本的练习目的。一旦发生这些现象，不仅会导致瑜伽练习者情绪不稳，还会阻碍瑜伽练习者进步。瑜伽练习者应戒骄戒躁、平心静气，不和他人攀比、炫耀，专注于自己个人的提升，今日比昨日做得更好就算瑜伽练习的进步。

（七）光脚练习

在进行瑜伽练习时，应选择平坦、软硬适中的垫子，不要戴装饰品，也不要穿过紧的衣服。练习时需光脚，不可穿袜子、戴手套，避免在练习中出现滑倒的情况。

（八）运动后不可立即进食

瑜伽虽不是剧烈运动，但在完成后仍不能立刻进食。练习完瑜伽的 1～2 个小时后，瑜伽练习者可进食，这既可以有效补充练习时消耗的能量，又能避免打破练习瑜伽所产生的能量平衡。因此，运动后不可立即进食，最好保持三分饱的状态。

（九）运动后不可立即洗澡

有些人在练习瑜伽后出了很多汗，十分不舒服，于是立刻去洗澡，这是错误的行为。练完瑜伽不可马上洗澡，一方面是要让运动后的身体得到相应时间的恢复，让体温恢复到正常状态；另一方面也是避免打破能量的平衡。特别是高温瑜伽，皮肤在高热环境中毛孔会扩张，立刻洗澡会导致毛孔受凉收缩，不利于体温恢复，还会使皮肤变得干燥失去弹性。

三、瑜伽练习的禁忌

（一）情绪不稳不宜练瑜伽

瑜伽是锻炼身心的运动，只有要让身体的健康和心灵的升华同时得到，才能达到瑜伽锻炼的目的。而情绪不稳定，出现烦躁、不安、焦虑、紧张时，就无法专注于瑜伽运动，而且肌肉会处于紧绷状态，锻炼时容易拉伤肌肉。

（二）有严重眼疾忌倒立

如果患有严重的眼部疾病，或者眼压过高，在练习瑜伽时，一定不要做倒立动作。因为倒立是将头和身体的位置颠倒，头在下，脚在上，全身的压力都集中在头部，这会使眼部的压力过高，从而出现更严重的眼部疾病。因此，眼部疾病严重的练习者不要做倒立动作。

（三）血液凝固病人不宜练瑜伽

如果患有血液凝固病，就不能练习瑜伽。因为瑜伽需要肢体不断扭转和摆动，容易导致末梢部位的血液流量减少，更容易导致血液凝固，从而引发心脏病。因此，禁止有血液凝固病的人练习瑜伽。

（四）骨质疏松患者不宜练瑜伽

瑜伽虽然不是大幅度的剧烈运动，但在某些体位动作中仍需要集中力量，如倒立、单腿站立等姿势，都需要手或脚来支撑身体的重量，使肢体承受巨大的压力。如果瑜伽练习者患有骨质疏松症，当没有掌握训练方法时，很容易因力量失衡而导致肢体骨折。

第二章　瑜伽的分类

第一节　古典瑜伽

人类文明发展至今已有数千年的历史，在这漫长的过程中，人类智慧的结晶在岁月大浪淘沙般的洗礼后，被一代代传承下来，古典瑜伽便是其中之一。

"逝者如斯夫，不舍昼夜。"古典瑜伽经历了几千年的光阴，从最初的丛林深处走向了世界各地，慢慢演变成一套理论完整的养生、健身体系。曾有一位哲人说："这个世界是理性的，但这种理性却是由人的感性去支配。"古典瑜伽将人的知性、感性和世界的理性融合起来，它是生理上的锻炼和心灵上的锤炼，更是应用于生活中的一门哲学，讲求的是身体力行。长期练习古典瑜伽，能够让人更好地调节心理、驾驭感官、增强体魄。人们通过感官、呼吸、肌肉、骨骼的相互配合，使身心处于一种极限的、忘我的状态中，从而达到通体舒畅和完全放松。古典瑜伽通过激发人体潜能促进人体健康发展，对神经系统、内分泌系统及主要器官都有积极作用。

古典瑜伽由5个流派组成，这5个流派既相互独立又有紧密联系，它们分别为智瑜伽、业瑜伽、哈他瑜伽、王瑜伽、昆达利尼瑜伽。智瑜伽侧重知识的学习；业瑜伽侧重人内心的锤炼；哈他瑜伽侧重人的精神体系和生理系统的有效结合；王瑜伽侧重调息，突出意念的重要性；昆达利尼瑜伽侧重身心能量的激发和提升。古典瑜伽蕴含着远古文明，为现代人的修身养性提供了很好的选择。古典瑜伽是各类瑜伽的源头，通过学习古典瑜伽，人们能够更好地理解瑜伽的含义。

一、智瑜伽

古典瑜伽诞生于人类文明之初。在远古时期，人类对自然科学的认知水平较低，所以在面对很多无法作出合理解释的现象时，往往将其归于神力的作用。智瑜伽的创造者是敲开智慧之门的先驱者，他们认识到了无知的可怕，提倡树立知识理念，使人从无知中解脱出来。但是这种理念是在对自然和人体认知有限的背景下产生的，于是智瑜伽认为，知识有低等和高等之分。智瑜伽指出，人类需要文明，不可存于混沌之中，求知欲是生命力的体现；瑜伽练习者需要通过诵读古老经典理解书中深意，体会其中奥妙，并获得智慧。

今天，人们早已能够用科学的眼光去看待自然、认识世界；而在远古时期，虽然智瑜伽的创造者无法用更为科学的方法去探索客观世界，但是他们提出的观点却对人类文明的发展起到了重要的推动作用，他们怀着渴望认识世界的心，创造了带有神秘色彩的智瑜伽。

二、业瑜伽

"业"的意思是"行为"，但"业瑜伽"不能被简单地理解成"行为瑜伽"。业瑜伽认为，人的生命无时无刻不处于动态之中，行为是生命的第一表现，除了日常生活中的衣食住行，言谈、待人接物等社交行为都包含在"行为"之中，而支配这些行为的是人的内心。所以，业瑜伽倡导将精力集中于内心世界，通过内在的不断修正使人的精神活动更为积极，从而引导行为。

业瑜伽以苦行的方式进行内心的锤炼。瑜伽练习者通过苦行磨炼意志、克制欲念，从而反观其心。他们认为，人在世界上最好的朋友就是自己，最可怕的敌人也是自己，让自己成为朋友还是敌人，皆取决于自己的行为，而行为完全由自己内心主宰。业瑜伽的箴言是"给予"，只有保持一颗奉献之心，才能使精神和行为达到合一的境界，也才能体现生命旺盛的活力。在《薄伽梵歌》中，业瑜伽被定义为"行动的有效性"。

三、哈他瑜伽

"哈他瑜伽"有两种主要解释：第一，"哈"代表人的思维和意志力，"他"代表人的能量；第二，"哈"代表孕育万物的太阳，"他"代表使万物休养生息的月亮。第二种解释还能延伸出其他含义，如"哈"代表男人、阳气、热量、刚强等；"他"代表女人、阴气、寒冷、柔和等。总之，"哈他"意指世间任何相辅相成的两个对立面的平衡。

哈他瑜伽是一种注重将人的精神体系和肌体体系有效结合的古典瑜伽。它认为人体由两大部分构成，即精神体系和肌肉体系。人活于世，喜怒哀乐等心理感受自是平常。但哈他瑜伽指出，人在日常生活中的某些情绪波动和情感变化都是能量的浪费，比如疲劳、忧伤、极度兴奋与激动等，而真正用来维持生命的能量远远低于人们所耗费的能量。哈他瑜伽还指出，当人的某一部分出现失调时，在其并不严重的情况下，可以通过休息加以调整，从而使失调部分恢复平衡。但是，若个体对这种失调现象不加以克制和调节，那么就会使其逐渐加剧，导致精神和肌体的双重损耗，甚至出现病症。

四、王瑜伽

单从名字便可以看出，此种瑜伽是如同王者一样崇高的瑜伽。王瑜伽常被人们称为"通往精神世界的阳光大道"。如果说哈他瑜伽是将人们引至这条"阳光大道"的起点，那么王瑜伽就是人们前进的指南针。哈他瑜伽侧重体式和制气，通过练习，可以使人的内心趋于平衡和稳定。与之相比，王瑜伽更注重人的意念和调息，它去除了很多具体且严格的体位法，追求人的自律和"内观"等。

冥想是王瑜伽的重要内容。冥想的体位多为莲花坐，练习者通过意念来感受自身及外部的变化。在冥想过程中，练习者可以采用"一点凝视法"。所谓一点凝视法，就是把注意力集中于一个固定的事物上，比如自然界的一草一木、室内的一杯一瓶等。练习者练习时进入一种超然的状态，并达到忘我的境界。

有时，王瑜伽也被称为"阿斯汤嘎瑜伽"，但要注意将其与西方的阿斯汤嘎瑜伽区分开。王瑜伽是以通过实现身体、思维和灵魂的清洁，达到与至高生命境界的统一为最终目标的，而西方发展起来的阿斯汤嘎瑜伽主要目的为制欲、遵行等。

五、昆达利尼瑜伽

古典瑜伽师通过大量的实践总结出内心的感受与变化，并创造出了一套激发和提升身心能量的瑜伽，即昆达利尼瑜伽，也被称为"萨克蒂瑜伽"。萨克蒂是印度神话中的大自然之母，而昆达利尼瑜伽中所提到的能量就与这位大自然之母紧密相关。

承载着远古气息的昆达利尼瑜伽充满了神秘色彩。在那个对神明充满崇敬与渴望的时代，瑜伽师认为，人体周身存在数万条气脉、数个梵穴轮，以及一根主通道和一条正处于沉睡之中的蛇。在这里需要强调的是，蛇在远古时期是至尊的象征，它常被刻于各种图腾之上，被人们赋予了神性。这就是昆达利尼瑜伽说那是一条沉睡的蛇，而不是其他某种动物的原因。当时，人们认为练习瑜伽可以将气脉打通，提升生命之气，唤醒休眠的圣蛇，从而使个体的灵魂接近神明。当然，这只是远古人类在追求精神净化时的一种认知，而昆达利尼瑜伽对人的实用性影响则更多地体现在处理人际关系上。练习昆达利尼瑜伽，可以让人们提升内在的包容性，使心性变得平和，喜怒不形于色，能够从容面对生活中的压力。与此同时，长期的内心平静又可以通过人的外在体现出来，使人容光焕发、健康美丽。

昆达利尼瑜伽中的技法并不难，通常在练习一段时间后，练习者便能够体验到由它带来的身体和心灵上的变化。因此，若想很快地感受到瑜伽的作用，可以先从昆达利尼瑜伽开始学习。

六、古典瑜伽中的冥想技法

但凡看过瑜伽表演或者练习过瑜伽的人，大部分都会对其缓慢且优雅的动作充满好感。有人说，瑜伽技法就像一条缓缓流淌的河，看似轻柔的动作却蕴含着承载万物的力量。而在众多的瑜伽技法中，冥想是最重要的技法之一。冥想的终极目的就是将人引入摒弃一切外物干扰的状态，从而进入超然的、解脱的境界。曾有一位瑜伽练习者这样说："冥想使我制服心灵，忘记一切世俗的欲念，实现与大自然的对话，与原始动因直接沟通。"瑜伽冥想的真义是人的心灵和意念全然专注于原始之初中。

相传在 7000 多年以前，喜马拉雅山地区就已经有人类活动了，并且流传着瑜伽术。在梵语中，"瑜伽"的意思是联结、联系。当时，人们在瑜伽运动中非常重视冥想的作用。冥想可以使练习者集中意念，排除杂念，清心静修。虽然那时人们还不能准确地描述出瑜伽冥想的作用，也没有能力总结出一套系统的冥想学习方法，但由于冥想能给人带来身心的放松和愉悦，所以一直受到人们的推崇并发展下去。文字出现以后，有了对冥想的简单记录。《石氏奥义书》写道："瑜伽是坚定地控制心和各种器官的活动。"《瑜伽经》中也有记载："瑜伽是控制心识的活动。"冥想时，人不需要借助过多的工具，也不需要他人提供帮助。冥想看似简单易学，但做好实为不易。若要实现将心愿与爱集中在同一法则之下的深层次冥想中，就需要勤加练习。

冥想是一种对生命能量进行释放、重组、修复和优化的过程。冥想时，人仿佛遗世独立，又似与大自然融为一体。此时，生命犹如经受着透彻的洗礼，心境也变得平和与宁静。冥想的方法有很多，下面主要介绍走动式冥想和语音冥想。

（一）走动式冥想

采用该技法进行冥想时，练习者必须先找到一处清静且有平坦道路的地方。然后，调整呼吸，放松身心，迈步前行，注意步调放缓、放轻。练习者需要专注地迈出每一步，将意识渐渐集中起来，身心活动处于同一节奏之中。由此，愉快与宁静由内而生。

（二）语音冥想

语音冥想又被称作"曼特拉冥想"，它是一种历经千年仍被人们青睐的冥想技法。在梵语中，"曼特拉"中的"曼"代表着"心灵"，而"特拉"则表示一种动态，即"引开去"。所以整个词的意思是"通过冥想把心灵中束缚自由的负能量（如悲伤、犹豫、欲念等）引离出去"。而这一切，都是借助一组特殊的语音来实现的。冥想时，练习者必须先找到一处清静地，然后将精神集中于瑜伽语音上，慢慢进入冥想状态，超越内心的负累，实现深度冥想，最终进入状态。

冥想词需要与优美、舒缓的音乐相配合，帮助练习者进入冥想状态。音乐被称为"没有国界的语言"，好的音乐可以直达人的内心，与思想产生共鸣，就像汩汩清泉涌入心田，可以在顷刻间使人豁然开朗，身体也随之放松。经常进行语音冥想有助于身心健康，坚持一段时间后，练习者会发现自己变得容光焕发，并且越来越自信。

七、古典瑜伽的五个发展阶段

吠陀是印度最古老的宗教文献和文学作品的总称，在其中可以找到有关瑜伽发展的文献。

古典瑜伽的第一个发展阶段是瑜伽学的萌芽期。

前古典时期是古典瑜伽的第二个发展阶段，大约从公元前 5000 年开始。那时，人类文明中还未出现文字，瑜伽也处于原始发展阶段。在这一阶段，瑜伽的发展跨度很大，由一套原始的哲学思想逐渐演变成一种修行方式，其中的一些内容一直延续至今，比如静坐、冥想、苦行等。

大约从公元前 1500 年开始，瑜伽进入第三个发展阶段，即古典时期。在此阶段，瑜伽的发展有了质的飞跃，它不再仅是民间的一种修行方法，而且受到了当权者的重视，与此同时，它从着重强调行法转变成把行为、信仰和知识相结合。在漫长的岁月里，瑜伽的研习者存其精华，去其糟粕，将瑜伽发扬光大。大约在公元前 300 年，《瑜伽经》问世，正式形成了后世所熟知的八支体系。

第四个发展阶段被称为后古典时期。《瑜伽经》出现以后，瑜伽渐渐发展成为一个成熟的体系，并且出现了两个主要的组成部分，即"瑜伽奥义书"、密教和诃陀瑜伽。其中，"瑜伽奥义书"由二十多部"奥义书"构成，涵盖的内容之广，阐述的哲学之深，令世人不得不感叹古代瑜伽研究者的伟大。其中一部"奥义书"指出，若用原始、简单、纯粹的认知、推理和冥想进行练习，就必须苦行。只有苦行，才能让人的生理转化和精神体会更为完善，最终实现身心的升华。基于此，瑜伽诞生了节食、禁欲、体位法、七轮等内容。

从 100 多年前至今，是古典瑜伽的第五个发展阶段。一个名为维伟克南达的人将瑜伽带到了北美洲，这种充满思想并能促进自我身心成长的运动形式立即受到了许多人的关注与喜欢。从此，古典瑜伽慢慢走向了全世界。

第二节 密宗瑜伽

密宗诞生于 7000 多年前，创立者旨在完成人的身体、心灵及灵魂的统一与协调。密宗也可以解释成心灵的解脱，密宗瑜伽是一种让人从世间种种束缚之中得以解脱的锻炼。初接触时，人们也许不解其意，将其简单地归为宗教或是一种不切实际的道理。但事实证明，密宗是实践的科学，是练习者通过实际锻炼实现理论的过程，是一种不言而喻、通过个人的悟性完成的锤炼。它的本质是战斗，练习者需要通过意志力来控制世俗行为和表现，以内在的战斗来克服心灵的弱点，以灵性直觉的力量来唤醒和提升身体中沉睡的无限潜能，最后挣脱一切束缚达到至上的喜悦和解脱。

密宗瑜伽也被称为"怛特罗瑜伽""咒乘""持明乘""金刚乘"等，是印度大乘佛教中的部分派别与婆罗门教相结合之后诞生的瑜伽种类。密宗瑜伽对生命蕴含的能量进行了全面的阐述和深入的理解。它强调，超越凡人境界的瑜伽是为了增强生命的能量，使生命力更加旺盛并延长生命的长度。密宗瑜伽师创造了多种苦修方式，如远古时期的瑜伽开创者一样，他们常常走进密林深处或是隐于高山之巅，通过各种各样的苦行方法，达到超脱世俗、迈向神阶的目标。8 世纪中后叶，印度一位密宗大师来到我国，将印度因陀罗部底系金刚乘密教传入西藏。从此，密宗如一粒珍贵的种子在中国的土地上开枝散叶。

一、密宗瑜伽之默想

在选择默想场地及周围光线方面，瑜伽练习者并没有过多的要求。默想时，坐姿是非常重要的。首先，瑜伽练习者需要慢慢坐下，将腰部挺直，身体呈自然放松状态，并调整好心情；然后，闭上眼睛，默想一个事物，这个事物可以是大自然中的，也可以是生活中的。总之，练习者要集中注意力，专心默想。

默想是一个需要坚持完成的锻炼，练习者可以根据自身的情况，设定默想的时间。

通常情况下，每天坚持半小时左右，以七天为一个周期。在默想期间，瑜伽练习者需要对脑中呈现的影像进行仔细"观察"，同时将它们进行分类整理。在熟悉了默想的方法并能够很快进入默想状态以后，要试着通过心力的引导使默想随心所欲。所谓随心所欲，就是指在脑中形成理想的图案。在此基础上，瑜伽练习者可以演练基本的坐功。

二、密宗瑜伽之基本坐功

（一）金刚坐

在梵语中，金刚代表的是坚硬、刚强、坚不可摧的特性；物化后，它代表的就是金刚石、雷电等。密宗瑜伽坐功中的金刚坐是指练习者通过拉紧大腿的肌肉体现金刚的内涵。

进行金刚坐时，瑜伽练习者需要先将两个膝盖弯曲，脚趾紧挨在一起，切忌出现重叠现象，臀部在两个脚踝之间稳稳地坐定。需要注意的是，练习者的两个脚踝要尽量向两侧张开，其目的是使臀部能够稳稳落座；左右肩部自然放松；下颚收紧；腰杆尽量挺直。瑜伽练习者根据个人的情况确定练习时间，通常情况下，可以坚持半小时左右。

金刚坐有诸多有益的作用。比如，使人的膝盖、脚踝的关节和韧带更富有弹性，加强大腿肌肉的力量。瑜伽练习者要挺立脊椎，目的在于使内分泌达到一个平衡的水平，挺直的坐姿可以使精神更为集中。

（二）勇者坐

站在坐垫上，左膝盖弯曲，左脚跟放置在右腿大腿的根部，顺势弯曲右膝盖，脚掌放置在左腿大腿上；两膝盖都要接触地面且与地面紧贴在一起；上半身挺直，放松两肩，下颚稍微向内收。勇者坐的时间保持在半个小时为最佳，坐着的时候，瑜伽练习者应当经常交换两脚的上下位置。该坐功获得的效果与金刚坐相似，对身体机能有更进一步的促进作用。

（三）安乐坐

安乐坐可以缓解身体疲劳，练习体位法后，如果感觉累了，就可以进行安乐坐，这是一种最好的休息方法。

安乐坐有两种坐姿，两种坐姿的共同点是盘腿而坐，不需要把脚掌放在大腿下。第一种坐姿：右腿膝盖弯曲，小腿放置在身前，与肩几乎是平行的；第二种坐姿：左腿膝盖弯曲，脚踝放在右脚的脚踝上，后背挺直，两肩放松。注意：小腿不能因为脚踝重叠而挨到一起，两小腿间应该保持一定的距离。

无论采用以上哪种坐姿，左右腿都要经常换一下位置，并且始终保持轻松。主要目的是使腿部关节富有弹性。该坐姿消除脚部疲劳的效果很明显，同样还能起到镇静神经的作用。

第三节　阿斯汤嘎瑜伽

20 世纪初，现代哈他瑜伽之父克里希那马查，继承了阿斯汤嘎瑜伽。20 世纪中叶，其弟子帕塔比·乔伊斯上师将其传入西方。20 世纪末期，阿斯汤嘎瑜伽被发扬光大，成为重要的瑜伽体系之一。

阿斯汤嘎瑜伽不同体式之间有着流畅的衔接，如行云流水一般，故也被叫作"流瑜伽"。该瑜伽体系注重体位的练习，其体式侧重伸展性、柔韧性、平衡性及力量、耐力和专注力的培养，强调呼吸与运动和谐一致。体式动作停留的时间长，以便于加强瑜伽练习者对每个体式动作的体会。

为了适应瑜伽练习者练习的需要，乔伊斯完善了克里希那马查的教学方法。乔伊斯刚开始推广流瑜伽时，练习者大多是运动员，他们身体条件和体能都很好，乔伊斯就加大了体式的难度，使其更具挑战性，于是便渐渐形成了本派系独特的体式风格。

流瑜伽中的大部分练习都是相当严格的，练习者需要具备一定的体能。流瑜伽分为三个等级，由低至高分别是基础级、中级、高级，级数越高，难度就越大。虽然难度不同，但各个级别都是由开始、中间和结束三部分组成的。开始部分的动作都是太阳祈祷式 A 和 B，中间部分由大量的体位法组成，结束的部分是倒立和休息术。大量体位法的练习是为了让瑜伽练习者在锻炼身体的同时，让身体消耗热量，将体内的毒素排出去，达到清洁身体的目的。因为流瑜伽能够很好地锻炼身体的力量、柔韧度和耐力，所以受到世界各地健身爱好者，尤其是欧美国家健身爱好者的欢迎，人们也叫它"力量瑜伽"。中国的流瑜伽开展得较晚，普及性不高，参与者大都是对新鲜事物较为敏感的年轻人，而且课程都以基础级为主。由于流瑜伽的运动强度大、体式难度高，瑜伽初学者最好从其他瑜伽派别开始练起，不要轻易尝试练习流瑜伽，体质差者更不能练习流瑜伽。

流瑜伽的运动强度被认为是所有瑜伽中最大的，即使达到了练习流瑜伽的条件也应该谨慎练习。练习时，不要过度追求完美，完成瑜伽动作不是最主要的，每练习一个瑜伽动作都要考虑自身的承受能力。练习时，如果感到肢体疼痛或者出现呼吸急促、体力透支的情况，就必须马上停止练习。任何人练习流瑜伽时都要从易到难，基础级是所有练习者的必经之路，只有完全掌握基础级的练习后才能进入中级练习。为缓解压力，降低难度，流瑜伽可以与哈他瑜伽交替进行。

第四节　艾扬格瑜伽

艾扬格瑜伽是由印度瑜伽大师艾扬格创立的，该瑜伽派别是以创立人的名字命名的。艾扬格瑜伽侧重体式姿势的正确性，依据人体的生理结构和骨骼肌肉的功能设计体式，认为准确的动作是非常重要的，并且强调练瑜伽时要将注意力高度集中起来，摒弃一切杂念。

艾扬格瑜伽认为，只有自修才能真正认识到体位法的意义，练习者在体位法的实践中会变得更加自律，这对于提高人的耐力是很有帮助的。进行艾扬格瑜伽练习时需要借助工具，工具可以帮助人保证体式姿势的正确性，练习起来也更加安全。因为体式动作较为简单，并且有工具的帮助，该瑜伽非常适合瑜伽初学者学习。艾扬格瑜伽之所以非常适合瑜伽初学者学习，这与创立者创立该瑜伽派别的初衷有很大关系。创立者艾扬格小时候的体质很差，不仅不能与其他孩子一起愉快地玩游戏和运动，而且还常常生病。为了提高个人的身体素质，他开始练习瑜伽。经过一段时间的练习后，艾扬格的身体渐渐强健起来，并且不再被疾病困扰。艾扬格 60 岁时遭遇了车祸，这次车祸险些让他丧命。虽然经过治疗和休养，他能够像正常人一样活动，但他的身体却变得很僵硬，就连瑜伽中最初级的体位法都无法再做。但艾扬格没有放弃，他坚持练瑜伽，用了 9 年的时间恢复到车祸之前的状态，并且成为一名受人敬仰的瑜伽大师。

艾扬格瑜伽的课程安排很灵活，练习会按照瑜伽练习者的特点来调整，不程序化，练习时的氛围也很轻松。艾扬格瑜伽最大的功效是矫正身体、恢复伤病，适合身体较硬的人练习，也有助于术后和产后的恢复。艾扬格瑜伽是安全和缓慢的，对于磨炼人的性格也有帮助。

第五节　其他瑜伽

一、流瑜伽

流瑜伽是从梵文"Vinyasa Yoga"翻译过来的，有时候也被称为"Vinyasa Flow"。这种瑜伽专注于力量、柔韧、伸展、耐力、平衡等特性，同时要求呼吸和动作协调一致，如同流水一样和谐顺畅，体式之间的衔接一气呵成。瑜伽练习者在做流瑜伽动作时，在每个动作上停留的时间较长，这是因为身体能够在练习中静静体会所经历的感受。

流瑜伽是在瑜伽传到西方后形成的，是哈他瑜伽和阿斯汤嘎瑜伽的混合体，难度适中，非常适合大众练习，因此在当下十分流行。很多人在练习阿斯汤嘎瑜伽之前都会练习流瑜伽，因为动作的幅度和呼吸方式都较阿斯汤嘎瑜伽简单，风格也类似，为练习阿斯汤嘎瑜伽打下基础。

流瑜伽的体位难度较低，而且两个体位之间还增加了一些过渡，使瑜伽练习者在练习过程中能够很好地顺次锻炼各个体位，如同行云流水般一气呵成，这也是人们愿意接受流瑜伽的主要原因。流瑜伽的可变性很高，练习的环节和体式不是完全固定的，较低的起点能够让瑜伽练习者在锻炼中有更多的发挥空间。

人们在练习流瑜伽时，用普通的腹式呼吸，这一点较使用高级呼吸法的阿斯汤嘎瑜伽更容易被普通群众接受。流瑜伽的练习难度低，练习方式也很自由随意，提高了练习的可编程性，瑜伽练习者可以根据自己的具体情况来编排练习的体位顺序，这会让瑜伽练习者的兴趣大大提升。练习流瑜伽的人会越来越多，因为普通大众可以通过练习流瑜伽提升身体素质，甚至能为以后练习阿斯汤嘎瑜伽打下基础。

　　流瑜伽的动作内容虽然较阿斯汤嘎瑜伽简单，但还是具有一定挑战性的，尤其对瑜伽初学者来说，身体素质还有待提升。人们在练习时，会消耗很多体力，不断流汗，通过有节奏的呼吸和体位锻炼，不仅可以让身体内在的能力量不断被激发出来加热身体，还可以让身体内的毒素不断随汗液排出，清洁净化内脏和神经系统，长此以往，身体会更加健康，精神也会更加饱满。

二、阴瑜伽

　　阴瑜伽是由美国的瑜伽导师保罗·戈瑞理在 20 世纪 70 年代末创立的。保罗·戈瑞理是一位医学博士，他自己喜欢练习瑜伽，将自己总结的一些瑜伽锻炼经验和在医学方面掌握的知识与中国道教和武术的精粹相融合，最后形成了瑜伽中的新流派——阴瑜伽。

　　在练习阴瑜伽时，要求瑜伽练习者全身放松，摒除一切杂念，以自然而缓慢的呼吸做瑜伽动作。长时间保持动作状态，可以调节神经系统、锻炼骨骼、增强耐力，最后达到身心合一的境界。

　　保罗·戈瑞理从理论上将人的身体分为阳性的血液、肌肉和阴性的骨骼、内脏，阴和阳无法同时用同一种方法发展，而是要相互配合达到一个平衡点。阴瑜伽强调人们在练习时，注重肌肉的拉伸、内脏机体的按摩，与悠长舒缓的呼吸方式相配合，让神经系统得到相应调节，最后在身体和精神上达到相互融合的境地。保罗·戈瑞理认为，阴瑜伽的练习，除了配合有节奏的呼吸，还要让下半身得到延展，上半身的肌肉得到锻炼。腿部只做一些肌肉锻炼，没有足够的延展，需要多进行拉伸练习；而上身缺少力量，应做一些肌肉的锻炼。于是，作为一个西方人，保罗·戈瑞理在中国的阴和阳之间寻找能够平衡的原理，并且在其中融入了人体结构学的观点。他为阴瑜伽设计的动作都不是很难，为了让人们在增强力量的体位中提升柔韧性和伸展性，将动作的停留时间延长了，增加了拉筋的时间，这也是阴瑜伽练习中的难点。

三、热瑜伽

热瑜伽也被称为"高温瑜伽"或"热力瑜伽"，是在 38℃～40℃的高温环境中做的瑜伽。热瑜伽是由印度人比克拉姆在哈达瑜伽的基础上创立的，一出现就受到了很多人的追捧，轰动了整个瑜伽界，拥有着自己忠诚的追随者。

比克拉姆在 4 岁时就跟随名师练习瑜伽，13 岁时获得了国际印度瑜伽的冠军。但17 岁时出现意外导致膝盖重伤，医生说他无法再正常行走。但比克拉姆没有放弃，以惊人的毅力做康复训练，最后让身体完全康复。他按照人体生理结构的特点，再根据"人体在高温的环境里就像铁在炙热中变得柔软"的理论，为热瑜伽编创了 26 式动作。

热瑜伽属于柔韧性运动，其中的动作多是伸展性的。通过在高温的环境中进行瑜伽训练，让瑜伽练习者大量出汗，再做一些伸展性的静态动作，让全身的肌肉系统和神经系统都得到刺激，净化身体，排出体内的毒素，从而让身体更为健康。

热瑜伽的动作难度都不是很大，而且在高温环境中能够让僵硬的肌肉和筋腱得到舒展，非常适合很少运动的办公室一族，帮助其改善肌肉的韧性和脊柱的柔软度。另外，热瑜伽对于减肥排毒、塑造体形都有良好的效果，因此受到很多肥胖人士的欢迎，这也导致越来越多的人尝试练习热瑜伽。

四、力量瑜伽

力量瑜伽是一种以增强力量、保持健康为主要内容的瑜伽。这种瑜伽在练习时使用串联体位，将具有针对性的瑜伽动作连接在一起，使人们在练习时能够流畅地做出动作。

力量瑜伽采用深度呼吸法，与体位动作相协调，这样能使动作更具力量性和柔韧性。力量瑜伽适合具有一定基础的瑜伽爱好者，练习强度较高，对力量也有一定的要求。身体素质是练习力量瑜伽的基础，但要想在瑜伽练习中取得成果，就必须有坚定的毅力和持之以恒的精神。

力量瑜伽能起到减肥的效果，所以受到很多肥胖人士的追捧。人们在练习过程中，可以将体形塑造得更加完美，让腰部、臀部的线条更为柔韧、结实。同时，它可以锻炼身体的力量，将力量集中到手臂、腰部和臀部上，更具力量的美感。

五、双人瑜伽

过去，瑜伽都是由一个人完成的。这不仅是因为练习瑜伽需要安静的环境，更是防止在和其他人一起做动作时相互干扰。但随着现代瑜伽的快速发展，人们已经不再是自己单独练习瑜伽了，双人瑜伽的练习模式开始出现在人们面前，而且备受人们的青睐。

顾名思义，双人瑜伽需要两个人共同完成同一个瑜伽动作，无论缺少哪个人的参与，都不算完成。双人瑜伽通过两个人之间的配合做出协调的动作，同时调节呼吸的节奏，借助对方的能量共同完成美妙的动作。双人瑜伽打破了传统瑜伽以自我为中心的思想，更注重培养和同伴的默契关系，分享和交流联系中的所得，在双人瑜伽的练习中，有许多单人瑜伽所不能完成的动作，这些动作往往更具力量、更具美感。在练习过程中，相互配合的两个人通过动作姿态的修正和偏转，加上韵律协调的呼吸方法，能够更深层次地刺激全身肌肉、骨骼、内脏和神经，让身体的每一部分都能得到活动，使肌肉更加强健，器官得到锻炼，达到矫正异常脊柱、强身健体、平衡身心的目的。

练习过程中，两个人不仅要在呼吸和动作上密切配合，还要随时注意对方的感受，一旦对方出现什么不适或有什么需求，应立刻给予反应并调整自己的动作和力量，这样才能在练习中培养默契，使双人瑜伽练习的内涵得到最好的诠释。

双人瑜伽之所以这么流行，与现在社会的发展密不可分。在现实生活中，纷繁复杂的环境让人们越来越重视对生命意义的探索。人们虽然在社会中彼此相互依存，但激烈的竞争让人们无法实现真正意义上的亲密无间，人际关系随时会断裂。因此，双人瑜伽正是在大环境的推动下产生的，符合人们的内心需求。有些时候，即使只是将手放在对方的肩上，也会让对方感觉到有力量的注入，感觉到温暖的存在，从而对这种能够增进彼此关系的行为更加关注。

经心理学家研究发现，双人瑜伽比单人瑜伽更能让一个人的情绪高涨，在锻炼中更能感受到轻松和快乐。单人瑜伽只能依靠自己独自完成动作，更深入的探索也无人陪伴，即使有了进步也只能独自高兴。但是双人瑜伽不同，朋友或情侣一起锻炼，既能分享彼此在练习中所感受到的痛苦和喜悦，又能相互鼓励和扶持，这在一定程度上增进了彼此的默契，进步的速度也更快。可以说，双人瑜伽是最适合朋友或情侣的双人运动。

双人瑜伽和单人瑜伽一样，都希望在锻炼中将生命升华，让身心得到统一。但是双人瑜伽更强调两个人的协作，在单个人的基础上，完成更为困难的瑜伽动作，从而提升彼此的默契和信任。双人瑜伽对男士也是很好的运动。一直以来，人们都认为瑜伽是女士才能练习的运动。但双人瑜伽却打破了这一规律，男士也可以参与练习。在和女伴共同完成动作的过程中，双方达到阴阳能量的协调和平衡，可有效增强身体的耐力与伸展，让男士僵硬的身体充满活力，同时对各种身体疾病起到预防和改善的作用。

六、孕妇瑜伽

孕妇在怀孕期间，往往会为防止动胎气而不做运动。但长时间的营养膳食，外加一直处于坐卧姿势，孕妇的体重会直线上升，体形也随之变得臃肿。这不仅对孕妇本身和婴儿的身体有不好的影响，也为分娩带来了难度。在此期间，适当的运动对孕妇的身体很有必要，因此孕妇瑜伽是非常适合孕妇在怀孕期间所做的运动。

孕妇瑜伽和普通的瑜伽是不同的，动作更为舒缓，也不会有高难度的体位动作。孕妇做适当的瑜伽运动，可以增强体力和肌肉的张力，让身体的平衡感得到提升。瑜伽运动还能缓解孕妇的紧张感，让孕妇保持愉悦的心理状态，促进全身血液循环、增强心肌收缩能力、增进新陈代谢率。适当的瑜伽运动让孕妇加快消化，利于营养的吸收。孕妇有意识地去锻炼腰部、腹部、背部和骨盆部位，可以让这些部位的肌肉和关节变得更有韧性，行动也更加灵活，对妊娠所带来的体重增加和重心改变导致的腰腿疼痛等病症有着良好的缓解作用，能够减轻分娩时所带来的阵痛，让婴儿顺利降生。

胎儿和母体是血脉相连的，孕妇适当地做瑜伽运动，也对胎儿的成长有好处。胎儿生长所需要的营养都是由母体提供的，瑜伽运动能够让母体血液循环增强，新陈代谢加快，增加了对胎儿的氧气和营养的输送，对胎儿身体和大脑的发育起到了促进作用。瑜伽还能让母体放松心态，保持良好的心理状态，这对胎儿出生后形成乐观的性格也有一定的影响。

在瑜伽中，怀孕是吉祥、幸福的预示，因此练习瑜伽的人把怀孕看作是一次对生命的挑战，是充满快乐与幸福的过程。孕妇的心态影响着孕妇自己和胎儿的身心健康，因此孕妇瑜伽对孕妇心态上的调整是非常必要的。练习瑜伽可以给孕妇精神上的抚慰，培养平和、宽容、耐心等品质，使孕妇在身体和精神上都做好了分娩与抚养孩子的准备，为孩子最后的出生打下良好的基础。

孕妇瑜伽是孕妇在整个妊娠过程中得到适当锻炼的手段，但并不是使怀孕和分娩更为安全顺利的唯一方式。因此在分娩时，有很多孕妇依然会有焦虑和不安的情绪，这些都是很正常的现象。瑜伽会让孕妇在练习的过程中保持心态的平和，使分娩的过程更为轻松和简单。

第三章　瑜伽课相关的学科理论基础

所有体育运动都是在一定的体育教学理论指导下，围绕着体育教学目标而形成的，并在体育实践中不断丰富和完善。实践是理论产生的基础，理论又指导着体育运动训练实践。瑜伽作为一项古老的运动，也离不开相关理论的指导。高校在开展瑜伽课时，也需要教授学生与瑜伽有关的学科理论基础。本章将从生理学、解剖学、心理学三个方面对高校瑜伽课相关的学科理论基础进行详细的分析。

第一节　生理学基础

瑜伽是人们用来强身健体的一项运动，早在千百年前就已经产生，历史悠久。从生理学角度讲，瑜伽运动对人体有非常多的益处。为了帮助高校学生更好地进行瑜伽运动，有必要从以下几个方面阐述其生理学基础：

一、生长发育和新陈代谢

高校在开展瑜伽课之前，应先了解瑜伽运动的生理学基础。人体的生命现象和生命活动规律通常会在瑜伽运动的过程中体现出来，具体表现在以下几个方面：

（一）生长发育

遗传因素在人的生长发育过程中有着重要的影响，它为人的生长发育确定了一个大致的方向和水平，不仅影响人的生理机能、形态结构、运动能力，还影响人的心理特点、寿命等多个方面。换句话说，人的生长发育虽然受到遗传因素的制约，但这种遗传因素会在后天环境的影响下发生一定程度的改变。瑜伽运动就是对这种因素进行调节的基本手段之一。

人类的整个生长发育过程呈现阶段性的特点，在不同的生长发育阶段从事不同的体育运动，能够推动人类的整个生命过程。生长发育规律对指导瑜伽运动具有重大意义：一方面，指明了各个年龄阶段进行瑜伽运动的必要性；另一方面，充分说明瑜伽运动要科学、全面、因人而异，在人成长发育的不同阶段，其侧重点也不同。

（二）新陈代谢

新陈代谢是指生物体与外界环境通过不断进行物质和能量交换以实现自我更新的过程，这个过程包括物质代谢和能量代谢。

物质代谢就是指人体与外界环境之间不断进行物质交换和体内不断进行物质转换的过程，包括同化作用和异化作用。其中，同化作用是指人体将从外界环境中摄取的食物合成自身的成分，并储存能量的过程；异化作用是指人体通过分解自身成分，排除代谢物，并释放能量的过程。这两个过程既相互对立又相互联系。

能量代谢是指伴随着物质代谢过程所进行的能量储存、释放、转移和利用的过程。糖、脂肪和蛋白质不仅是人体进行机体结构建造，并实现组织自我更新的原料，同时也是人体所需能量的重要来源。

从事有效的瑜伽运动能够提高人体组织细胞内酶系统的适应性和酶的活性，从而促进人体的物质代谢和能量代谢，使能量物质的恢复更加充分，人体各器官系统的功能进一步增强，这也是瑜伽运动增强人体体质的重要原因。需要注意的是，进行瑜伽运动时，人体内的新陈代谢过程会加强，能量的消耗也会随之增加，只有保证能量的供应，才能保持充沛的体力以获取良好的运动效果。

作为人体生命活动的基本特征之一，新陈代谢具有非常重要的作用和意义。如果新陈代谢过程停止，就意味着人的生命活动的结束。

在新陈代谢过程中，同化作用和异化作用是同时进行且相互依存的，并在人体生长发育的不同阶段，其表现出不同的特点，具体如下：

第一，在儿童青少年时期，同化作用占优势，人体内物质合成的速度远大于物质分解的速度，从而使得人体不断地生长发育。

第二，在成年时期，人体内的同化作用与异化作用基本上保持平衡，新陈代谢旺盛，为人体提供充沛的精力。

第三，在老年时期，人体内的异化作用占优势，衰老加剧，使得老年人体质不断下降。

所以，在进行瑜伽运动时，人体内能量的消耗增加，异化作用占据优势，而在运动后的恢复阶段，被消耗的能量物质得到恢复，同化作用占据优势，从而使得人体的物质代谢和能量代谢有所增加。

二、物质代谢

人体的物质代谢，主要包括以下几方面：

（一）糖代谢

糖在人体内有着重要且不可替代的作用，它不仅是人体细胞的重要组成部分，也是人体内为肌肉和大脑组织细胞活动提供的最经济的首选物质，同时也是瑜伽运动所需能量的重要来源，即可以供应人体所需能量。糖在体内的代谢随运动负荷的不同而不同，通常情况下，糖在体内还可以转变成蛋白质和脂肪。下面将从糖的代谢过程、运动对血糖的影响及补糖对运动的影响三个方面分析糖代谢。

1.糖的代谢过程

糖被人体摄入后，在消化酶的作用下，可以转变成葡萄糖分子。被吸收的葡萄糖分子通过小肠黏膜的上皮细胞运载蛋白进入血液，成为血糖。然后，血糖在人体进一步合成大分子糖（糖原），这是人体内糖能量的储存单位。在肝脏中合成并储存的是肝糖原，在肌肉中合成并储存的是肌糖原。肝脏将体内的非糖质物质合成为葡萄糖或糖原，这是因为糖具有异生作用，合成糖原就是糖的代谢过程。糖原和葡萄糖生成乳酸，乳酸通过糖异生作用生成葡萄糖或氧化分解。

2.运动对血糖的影响

安静状态下，人体血糖浓度的正常变化范围是 3.9～5.9 毫摩尔/升。在参与长时间、高强度的运动时，人体血糖水平会下降，进而导致运动者的体能下降。相关研究表明，在不同类别的体育运动中，由于活动内容、活动强度不同，神经系统的兴奋程度和血糖浓度的变化趋势也都不同。因此，不同类别的体育活动可以引起血糖浓度的不同变化。

3.补糖对运动的影响

在体育运动中，尤其是运动量和运动强度大、能量消耗多且快的体育运动，为提高其运动效果和保证运动者的健康，在运动前和运动中，都要进行科学合理的补糖。相关研究表明，运动前的服糖时间对运动中血糖水平变化有很大的影响。人体补充糖的最佳时间是在运动开始前半小时或两小时，因为进入人体内的糖可以直接随血液运送到肌肉组织。在运动开始后，肌糖原和肝糖原被动员进入血糖供给需要，保持较高的血糖水平。需要注意的是，最好不要在运动前的一个小时进行补糖，因为如果在运动前的一个小时补糖，会造成血糖迅速升高，引起胰岛素反应，大量分泌胰岛素，从而降低运动员的运动能力。严重时，还可能会出现运动性低血糖等不良效果。

在体育运动中，最好是每隔半个小时补充一次含糖低的饮料。低糖的饮料可促进人体快速渗透吸收，并使胃只排出少量的液体，而高糖的饮料会延长胃排空的时间，不利于人体对糖的吸收，从而影响运动效果。

（二）蛋白质代谢

蛋白质由氨基酸组成，是构成细胞结构的最主要原料，也是人体不可缺少的营养物质之一，在调节机体各种生理功能中起着不可替代的作用。因此，蛋白质代谢也是以氨基酸代谢为基础的。氨基酸主要用于建造、修补和重新合成细胞成分以实现自我更新，也可以用于合成酶、激素等生物活性物质。下面将从蛋白质的代谢过程和蛋白质补充对运动的影响两个方面分析蛋白质代谢。

1.蛋白质的代谢过程

首先，蛋白质被人体摄入后，在消化液的作用下分解成可以被小肠吸收的氨基酸；然后，经过毛细血管进入血液，在各种不同的组织中重新合成蛋白质；最后，通过人体的脱氨作用等代谢过程生成氨、二氧化碳和水。其中，氨基酸在分解代谢过程中释放能量。

在蛋白质代谢过程中，多余的蛋白质不能被贮存，只会在肝脏分解后，由肾脏排出体外。因此，在日常生活中，应保证人体每日摄入的蛋白质量与每天消耗的蛋白质量大致相等，维持蛋白质平衡，不能摄入过多或过少的蛋白质。

参加适宜的体育活动，比如瑜伽运动，能够对蛋白质分解及合成代谢起到较好的促进作用，因为蛋白质的修补和再生过程通过运动可以得到加强。因此，在瑜伽运动后，为保证休闲体育活动的效果和参与者的肌肉质量，要注意及时补充蛋白质。

2.蛋白质补充对运动的影响

运动医学研究表明，亮氨酸、异亮氨酸和缬氨酸比例为 2：1：1 的混合物，是现代休闲体育活动后最为理想的营养补充剂。这种混合物是促进人体肌肉力量增长的最基本和最关键的物质，能够满足大强度负荷后有机体对蛋白质的需求。

作为构成肌蛋白结构分子的亮氨酸，能提升体内三大关键物质、促进释放合成激素、抑制分解效应；能非激素式地促进肌纤维内主要蛋白的新陈代谢；能创造良好的激素环境，诱发生长激素和胰岛素的分泌；能抑制由于人体进行体育运动所诱发的不利于肌细胞的破坏因素。可以说，亮氨酸能够最大限度地减少蛋白质在体内的分解和破坏，促进蛋白质的合成，从而大幅度增加运动者的肌肉力量。因此，在进行瑜伽运动后，人体宜补充适量的亮氨酸，以促进身体的恢复和更好地瑜伽健身。

在体育运动中，对于参与者来说，肌肉力量与质量是十分重要的，而谷氨酰胺对肌肉的力量和质量起着决定性作用。因此，在瑜伽运动前或运动后适量补充谷氨酰胺，可以提高瑜伽运动的强度和质量，起到良好的锻炼效果。

人体内的多种激素，对蛋白质代谢影响较大。比如，生长激素分泌增加时，会促进人体蛋白质的合成，从而让肌肉变得更加健壮；甲状腺素和肾上腺素能促进蛋白质的分解，表现为甲亢时，甲状腺素分泌会增加，人体蛋白质分解增加，人体也会逐渐消瘦。

（三）脂肪代谢

脂肪大部分贮存在人体皮下结缔组织、内脏器官周围、肠系膜等部位，它不仅是人体内主要的能量来源之一，也是以有氧代谢为主的训练中的主要能源物质。人体脂肪主要来源于食物（动物脂肪和植物油），也可以在体内由糖或蛋白质转变而成。作为能量物质，脂肪也会随着新陈代谢不断更新，起到保护器官、减少摩擦和防止体温散失等作用。下面将从脂肪的代谢过程和运动中的脂肪代谢两个方面分析脂肪代谢。

1.脂肪的代谢过程

首先，脂肪可以借助机体自身及机体摄入的各种乳化剂形成乳浊液，并在机体的水环境中被酶解。脂肪可以分解形成甘油、游离脂肪酸和单酰甘油，以及少量的二酰甘油和未经消化的三酰甘油。然后，脂肪直接吞饮脂肪微粒或脂肪微粒的各种成分进入小肠上皮细胞，以形成乳糜微粒。乳糜微粒和分子较大的脂肪酸在进入淋巴管后，甘油和分子较小的脂肪酸会溶于水，扩散入毛细血管。脂肪进一步分解成二碳单位，最终生成二氧化碳和水。

2.运动中的脂肪代谢

在瑜伽运动中，进行有氧运动的时间越长，人体内的脂肪消耗就越多。因此，参与瑜伽活动可以改善血脂升高，降低血浆中低密度脂蛋白含量，增加血浆中高密度脂蛋白含量。长期坚持参与体育活动，还可以有效减少体脂积累、改善身体成分，起到减肥塑身的作用。

三、能量代谢

在参与瑜伽运动时，人体所需的能量代谢来源主要有以下三个：

（一）磷酸原供能

磷酸原系统是由三磷酸腺苷和磷酸肌酸组成的系统。其中，三磷酸腺苷主要贮存在细胞中，是人体其他细胞活动的直接能源，也是体育运动的直接能量来源。磷酸肌酸与三磷酸腺苷在肌肉中的贮存量没有直接关系，但是三磷酸腺苷的合成速度对磷酸肌酸主要作用的发挥起着决定性作用。

在瑜伽运动中，肌肉收缩时，三磷酸腺苷是将化学能转变为机械能的唯一直接能源。人们在进行瑜伽运动时，三磷酸腺苷的转换率会随着活动强度的增加而加快，且与活动强度成正比。也就是说，训练强度越大，三磷酸腺苷的转换率就越快，机体对骨骼肌磷酸原供能的依赖性也就越大。

当肌肉收缩的强度很大时，随着三磷酸腺苷的迅速分解，磷酸肌酸也迅速分解并释放能量；而肌肉在安静的状态下，高能磷化物以磷酸肌酸的形式积累，故肌细胞中磷酸肌酸的含量要比三磷酸腺苷多 3～5 倍。但是磷酸肌酸在人体内的储存是有限的，人们进行瑜伽运动时，随着活动时间的延长，必须有其他能源来供应三磷酸腺苷再合成，如此，才能使肌肉活动持续下去。磷酸肌酸既不需氧，也不产生乳酸，在人体内具有快速可动用性。因此，磷酸肌酸供能对三磷酸腺苷再合成起着非常重要的作用。

需要注意的是，由于磷酸肌酸和三磷酸腺苷的分子过大，不能被人体所吸收，故不能直接作为营养补充。但是肌酸能够合成磷酸肌酸，也能够被人体直接吸收，能促进合成三磷酸腺苷。因此，在补充能量时可以适当补充肌酸。

此外，在瑜伽运动开始时，磷酸原供能是机体首选的供能系统，因为在磷酸原供能系统中，水解分子内高能磷酸基团是三磷酸腺苷、磷酸肌酸的主要供能方式。

（二）有氧代谢供能

有氧代谢供能是指糖、脂肪和蛋白质在细胞内彻底氧化成水和二氧化碳，再合成三磷酸腺苷的能量系统的过程。这种供能方式的特点是，虽然三磷酸腺苷生成总量很大，但其持续时间较长、速率较低，且需要氧的参与，终产物是水和二氧化碳，不产生副产品。有氧代谢供能可以提供大量的能量，维持肌肉在较长时间内的工作。因此，有氧代谢供能是进行长时间耐力活动的物质基础。瑜伽运动在消除无氧代谢过程中所产生的乳酸、延缓机体疲劳等方面具有更加快速、有效的作用。

在有氧体育活动过程中，机体的骨骼肌通过糖、脂肪、蛋白质三大能源物质的有氧代谢来释放能量，合成三磷酸腺苷，从而构成有氧代谢供能系统。在这个系统中，体内糖原储量较多，肌糖原需要大约 1～2 小时的小强度运动才能耗尽。体内的脂肪储量丰富，是安静或低中强度运动下的主要供能基质。人体的有氧代谢供能方式对糖有依赖性，其供能的多少与运动的持续时间成正比，与运动强度成反比。蛋白质的供能在长于 30 分钟的大强度运动中才会参与，且与肌糖原的储备有关。当肌糖源耗竭时，蛋白质的供能可以达到总热能的 10%～15%；当肌糖原储备充足时，蛋白质的供能占总热能的 5% 左右。总之，机体的很多因素都会影响有氧代谢系统供能的效果，因为氧气进入人体后所经过的每一个系统都会影响有氧代谢系统的功能。具体来说，影响有氧代谢系统供能的因素主要有以下几个：

1.呼吸系统

在有氧体育活动过程中，机体通过加大呼吸频率或者呼吸深度，使肺通气量增大，从而使机体获得更多的氧气摄入量，影响有氧代谢供能。由于解剖无效腔的存在，在体育活动过程中，参加体育运动的人员应加大呼吸深度，从而消除解剖无效腔的影响，提高氧气进入体内的效率。

2.血液系统

血液中的血红蛋白能够与氧气结合，并执行氧气的运输任务。因此，血红蛋白的数量会对有氧耐力产生很大的作用力，从而影响有氧代谢供能。血红蛋白含量的降低不利于运动者的有氧代谢，因此在体育活动过程中，参与体育运动的学员应定期进行测量，监测血红蛋白含量的变化。

3.循环系统

有研究表明，在体育活动开始时，通过增加心排血量，可以提高机体的有氧氧化能力。可见，心脏的泵血功能会影响有氧代谢的供能，继而影响体育活动。

（三）糖无氧酵解供能

糖无氧酵解供能系统，是指糖原或葡萄糖在细胞质内无氧分解生成乳酸，再合成三磷酸腺苷的能量系统，也称其为乳酸能系统。这种功能系统的特点是，供能总量较磷酸原系统多，功率输出次之，不需要氧气，持续时间较短，终产物是乳酸。

对于一些强度较大，需要能量较多的体育活动，包括瑜伽运动，人体内的磷酸原系统所能供给的能量和氧气的供应都远远不能满足机体的需要。这时，糖的无氧酵解供能系统便可发挥作用。在人体缺氧的条件下，丙酮酸在乳酸脱氢酶的催化下接受磷酸丙糖脱下的氢，被还原为乳酸。如果人体肌肉中积累了过多的乳酸，就会破坏机体内环境的酸碱平衡，降低肌肉工作能力，从而造成肌肉暂时性疲劳。因此，乳酸不仅是一种强酸，还是导致人体疲劳的一种物质。在氧气供应充足时，无氧酵解所产生的乳酸，一部分在线粒体中被氧化生成，一部分被合成为肝糖原等。

科学研究表明，人体内糖的无氧酵解过程主要分为两步：第一步，糖从葡萄糖生成两个磷酸丙糖；第二步，磷酸丙糖转化为丙酮酸，生成三磷酸腺苷。当人体内氧气供氧充足时，丙酮酸可进一步氧化分解生成二氧化碳和水。

在体育活动开始时，人体内的磷酸原系统便开始供能，三磷酸腺苷会在三磷酸腺苷酶的催化下迅速水解并释放能量。随着运动强度增大和持续时间变长，一旦机体中三磷酸腺苷的浓度下降，磷酸肌酸就会立刻分解并释放出能量，以促进三磷酸腺苷的合成。糖酵解是一个连续的过程，在这个过程中，肌肉利用磷酸肌酸时，自身也被激活，从而导致肌糖原迅速分解，提供运动中所需要的能量。由此可见，糖无氧酵解在体育运动中起着重要作用。

四、瑜伽课相关的生理学原理

所有生物机体都有"刺激—反应—适应"的基本特征，因此所有生物机体的发展都必须要遵循"刺激—反应—适应"的反复过程。人的体能正是在这不断往复的过程中得以持续发展和提升的。在人体运动过程中，细胞组织或机体内部的新陈代谢与其外部的表现形式都随着机体内外环境的变化而变化，这也表现出人类机体具有对刺激发生反应的能力。人们会形成一种能够适应长期生活环境的反应模式，具体表现是，人体机体在面对长期施加于自身的各种刺激的情况下，能够通过改变自身的形态、结构与功能来形成对各种刺激的适应，从而使得机体更加适应所处的环境。

（一）机体的运动负荷本质

根据运动生理学的研究可知，人类机体对有机体施加刺激的反应主要会影响人的心理和生理两方面，而这种刺激就是机体的运动负荷，使用的基本手段就是身体练习。瑜伽运动的运动负荷本质上指的是瑜伽练习者从事瑜伽运动时所承受的生理负荷，也就是其生理方面对瑜伽运动刺激的承受度。受运动负荷刺激的影响，运动中涉及的各个器官系统的机能状态也都会受到一定的影响。因此，在进行瑜伽运动时，瑜伽练习者可以将某些人体的生理指标作为衡量生理负荷量大小的指标。

瑜伽练习者的运动负荷一般有两种表现：第一种是运动负荷的外部表现，具体表现为练习的量和强度；第二种是运动负荷的内部表现，具体表现为心率、血压、血乳酸等生理机能指标在运动过程中的变化。所以运动负荷的增强将会直接引起运动刺激强度的增大，随即引起更为强烈的机体反应，人体各项生理指标也会随之有更加剧烈的变化。也就是说，瑜伽运动中的刺激强度和运动负荷的大小是成正比的。

进行瑜伽运动时，瑜伽练习者人体承受的运动负荷刺激会引起体内的各器官系统产生反应，其主要表现为耐受、疲劳、恢复、超量恢复和消退等机能指标有明显的变化。在一次具有一定强度的体育运动之后，人体所经历的身体机能的变化和反应特征明显。在瑜伽运动过程中，人体机能的变化需要经历以下五个阶段：

1.耐受阶段

在瑜伽运动过程中，人的身体机能对运动负荷刺激是具有一定耐受能力的，而这种耐受能力的强弱及保持时间的长短会受到不同因素的制约。其中，运动负荷强度和运动个体的训练水平对这种耐受能力最能起到决定性作用。

人体在运动的耐受阶段可以出色地完成运动任务,展现稳定和突出的工作能力。因此,根据人体在耐受阶段的特点,应当在此阶段进行瑜伽运动中的主要任务,促使瑜伽健身目标的顺利实现。不同的个体对运动负荷的耐受程度也不同,而且这种耐受程度会受到许多因素的影响,其中,运动负荷的量和强度、运动后机体机能的恢复程度及瑜伽练习者的身体机能状态等是较为主要的因素。

2.疲劳阶段

人体机体在承受一定程度的运动负荷刺激后,机能和工作效率都会降低,这就是我们通常在运动过后感受到的疲劳现象。在瑜伽运动中,目的和任务的安排对机体对于疲劳程度和耐受负荷的时间起着决定性作用。在瑜伽运动过程中,瑜伽练习者的运动能力只有在人体达到了一定程度的疲劳后,才会有超量恢复和提高。

3.恢复阶段

在瑜伽练习结束后,机体开始补充和恢复运动过程中所消耗的各类能源物质,并修复运动中所受到的损伤,同时使机体各器官系统的机能恢复至运动前的相应水平,从而重建机体结构与机能,形成相对稳定的内环境。在瑜伽运动恢复的过程当中,机体的疲劳程度是影响恢复所需时间的最重要因素。可以说,机体的疲劳程度与消除疲劳的恢复时间成正比。

4.超量恢复阶段

超量恢复是指在瑜伽运动结束后的恢复阶段,机体在运动过程中所消耗的能源物质和下降的身体机能不仅可以恢复到运动前的水平,还会在这一水平的基础上增加。在机体可承受的范围内,运动负荷量、负荷强度与在运动过程中所造成的疲劳程度成正比。换言之,运动负荷量和负荷强度越大,超量恢复在运动后的恢复阶段的作用就越明显。

5.消退阶段

瑜伽练习带来的机体机能的提高和效果是暂时的,只能保持一定的时间。如果不及时地在已获得的超量恢复的基础上延续新的刺激,那么已经产生的运动效果和原有的机体水平会逐渐下降,甚至消退,这是人体对运动负荷刺激适应的消退,是所有瑜伽练习者都会在瑜伽运动中遇到的问题,也是影响其运动水平高低的重要因素之一。

因此,想要保持长久的瑜伽运动效果,瑜伽练习者就必须充分认识和运用超量恢复原理,在上一次运动后的超量恢复的基础上合理安排下一次运动,只有这样才能提高瑜伽练习者原有的运动技能水平和身体健康水平。

（二）机体的运动负荷适应性

人体机体的主要特征包括应激性和适应性。人体在对刺激发生反应的基础上，具备了适应能力，而人体在对运动负荷刺激的适应上同样具备了这个特征。长期进行系统的瑜伽运动练习，能使得人体各器官系统在形态、结构、生理机能等方面产生相应的变化，以提高对瑜伽运动的适应性。同时，这些变化也证明了机体的运动负荷适应性在瑜伽运动中具有重要作用。

（三）机体的运动负荷阈

机体的运动负荷阈是指瑜伽练习者在瑜伽运动中适应生理负荷的低限至高限的范围，而运动的强度、持续的时间和练习的密度、数量是其基本因素。这些因素在瑜伽练习者进行瑜伽运动的过程中相互影响，在其他因素基本不变的情况下，某一因素的变动将会影响这一次体育运动对机体的生理负荷量。

在进行瑜伽运动的过程中，瑜伽练习者机体所承受的生理负荷是运动对机体的有效刺激，也是引起各器官系统功能产生适应性变化的原发因素，但刺激强度的大小对刺激引起机体出现反应与适应的程度起着决定性作用。也就是说，在瑜伽运动中，过小的机体运动负荷对机体的刺激强度较小，很难引起机体的适应性变化，对身体素质的发展也没有太大作用；而过大的机体运动负荷，比如已经大到超过了人体所能承受的范围的运动负荷，也会不利于提高瑜伽练习者的身体适应能力，甚至对瑜伽练习者的身心健康、身体素质及运动能力都产生消极的影响。此外，当机体疲劳没有得到充分的恢复时，还有可能出现过度训练或过度疲劳等病理性改变的情况，即出现不良适应。这是因为机体对不适宜的刺激也能够发生与预期不同的适应性改变。

因此，只有在机体允许的范围内进行适当刺激、适当的运动负荷，才能加快机体的适应过程，使机体的适应性改变与体育运动所预期的目标一致，这种改变即为良性适应。

瑜伽练习者进行瑜伽运动的强度应适宜，可用某些生理或生化指标来度量在瑜伽运动中机体所能承受的生理负荷量，如可以通过心率、血乳酸、最大摄氧量等指标的变化来判断负荷量是否适宜。其中，心率是最重要的指标，是对运动强度进行控制的最简易和最有效的生理指标。在瑜伽练习者进行瑜伽运动的实践中，心率具有非常重要的作用和意义。因此，瑜伽练习者在瑜伽运动中，可用"心搏峰"理论和"最佳心率范围"等方法使运动负荷控制在最适宜的生理负荷范围内，从而使机体能够产生最佳的反应与适应，获得预期的瑜伽运动效果，提高瑜伽练习者的运动能力和健康水平。

五、生理学在高校瑜伽课中的应用

由于瑜伽运动技能的形成依赖于一定的生理学基础理论，并有其自身的阶段性变化规律及生理规律。因此，高校教师在上瑜伽课时，需要适当、合理地运用生理学基础理论，遵循一定的学习规律，将瑜伽课的讲授和学练分为以下几个阶段：

（一）泛化阶段

刚开始上瑜伽课时，进行瑜伽练习的学生通过教师的讲解和自己积累的运动经验能够对学习的动作有一个感性的认识，但并不能完全理解瑜伽运动技能所形成的规律。通常情况下，人受到外界刺激时，信息会传递到大脑皮质，然后触发大脑细胞，引起人体极度兴奋。不过，如果大脑皮质内未确立抑制，那么兴奋与抑制的扩散状态将导致条件反射，短时间内不稳定，这一阶段即为泛化阶段。

在泛化阶段，进行瑜伽练习的学生非常容易做出僵硬、不协调的动作，不能精确控制肌肉的收缩，或者在学习过程中做出不协调的多余动作。因此，进行瑜伽练习的学生在泛化阶段应注重掌握瑜伽动作的主要技巧，重点分析存在的问题，不过分重视细节。同时，教授瑜伽的教师要通过正确的示范、简练的讲解，帮助学生正确掌握瑜伽的各种动作。

（二）分化阶段

随着瑜伽学习的持续进行，学生逐渐了解了瑜伽运动技能所形成的内在规律，能够做出较为精准的瑜伽动作。这时，大脑皮质的活动也随之从泛化过程进入到分化过程。在分化阶段，进行瑜伽练习的学生所做的大部分错误动作都已经被纠正，学生也能够做出更加连贯完整的瑜伽动作。但是当受到某些因素的干扰时，这些被纠正的动作很可能会重复出错，也就是说，学生的瑜伽动作在分化阶段仍然不是很稳定。教师在分化阶段对学生错误动作的纠正，有助于学生注意到瑜伽动作的细节，掌握正确的瑜伽动作。

（三）巩固阶段

随着瑜伽学习和练习的持续深入，练习瑜伽的学生也形成了稳固的条件反射系统，所做的瑜伽动作更加精确，并开始逐渐定型。在巩固阶段，学生的瑜伽动作开始变得精确、优美，并且具有一定的稳定性，能够在一定程度上抵御外界的干扰和破坏。

第二节　解剖学基础

瑜伽运动以一定的解剖学理论为基础，高校教师在教授瑜伽课时，需要给学生讲解一些解剖学知识。为帮助学生更好地学习和练习瑜伽，下文将分析运动解剖学的基础及运动解剖学在瑜伽课学练中的应用。

一、运动解剖学的基础

关于运动解剖学的基础，可以从运动解剖学姿势、运动解剖学常用的方位术语、轴和面、关节的运动、柔韧性及其影响因素五个方面进行阐述。

（一）运动解剖学姿势

身体直立，目视前方，双脚朝前，手臂垂于躯干两侧，手掌心朝向前方。

（二）运动解剖学常用的方位术语

关于运动解剖学常用的方位术语，如图 3-1 所示。

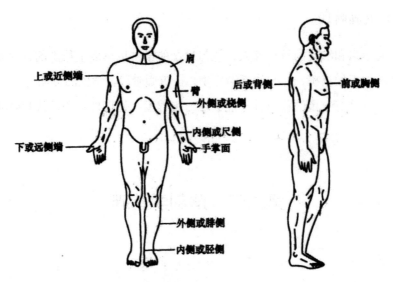

图 3-1　运动解剖学常用的方位术语

第一，上、下。头的方向，离头部近的一侧为上；脚的方向，离头部远的一侧为下。

第二，近侧、远侧。近侧和远侧通常用于描述四肢之间的关系，靠近躯干根部的一侧为近侧，远离躯干的为远侧。

第三，前、后。胸部为前，背面为后。描述手部时，则用掌侧和背侧。

第四，内侧、外侧。以身体的中线作为准线，近者为内，远者为外。

第五，尺侧、桡侧。对上肢结构进行描述时，前臂尺、桡骨是并列的，尺骨居内，桡骨居外。因此，又可用尺侧和桡侧表示内侧和外侧。

第六，胫侧、腓侧。对下肢结构进行描述时，小腿部胫、腓骨是并列的，胫骨居内，腓骨居外。因此，胫侧也称内侧，腓侧也称外侧。

第七，内、外。用以表示某些结构和腔的关系，应注意与内侧和外侧区分开。

第八，浅、深。靠近体表的部分叫浅，深入内部的部分则为深。

（三）轴和面

关于轴和面，如图 3-2 所示。

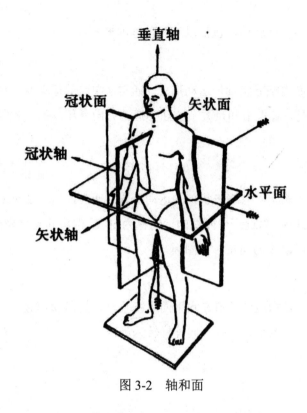

图 3-2 轴和面

1.轴

以运动解剖学姿势为标准，我们可以看到，人体形成了三个相互垂直的轴，这三个轴又组成了一个三维结构。这三个轴分别为矢状轴、冠状轴和垂直轴。矢状轴是前后方向的水平线，冠状轴是左右方向的水平线，垂直轴是上下方向与水平线互相垂直的垂线。

2.面

为了方便从不同的角度去观察人体结构，人体器官根据轴线被分成矢状面、水平面和冠状面三个不同的切面。其中，矢状面将人体分为左右两部分，是沿矢状轴方向所做的切面；冠状面将人体分为前后两部分，是沿冠状轴方向所做的切面；水平面将人体分为上下两部分，是沿水平线所做的横切面，与矢状面和冠状面都相互垂直。

（四）关节的运动

虽然人体运动复杂多变，但是从运动解剖学的角度来看，人体的每一个运动都是运动环节在三个基本面上绕三个基本轴的运动。具体来说，关节运动是指运动环节绕某一关节运动轴所产生的各种运动，包括以下四种基本形式：

1.屈伸

屈伸是在矢状面内绕冠状轴的运动形式。通常，向前的运动叫作屈，向后的运动叫作伸。需要注意的是，膝关节和足关节的屈伸运动方向是相反的；骨盆的屈伸运动称为前倾、后倾。

2.外展、内收

外展、内收是在冠状面内绕矢状轴的运动形式。通常，运动部位末端离身体正中面较远做的运动称为外展，靠近正中面做的运动称为内收。但头和脊柱做的运动称为向左、右侧屈；骨盆做的运动称为向左、右侧倾。

3.旋转

旋转又称回旋，是指运动环节在水平面内绕垂直轴的运动形式。一般是运动环节向前、向后旋转为旋前、旋后，向内、向外旋转为旋内、旋外。但头、脊柱和骨盆则为向左、右旋转。

4.环转

环转是指运动环节以近侧端的关节为支点，绕冠状轴、矢状轴和它们之间的中间轴做连续运动，而运动环节的远侧端做圆周运动，整个环节的运动轨迹形成一个圆锥体。

此外，关节的运动环节还可以在水平面内绕垂直轴完成水平屈和水平伸。例如，上臂外展90度这一动作，就是以肩关节为支点完成的。

（五）柔韧性及其影响因素

关节活动范围的大小决定了柔韧性的好坏。在瑜伽运动的学习和练习中，全身各个关节及脊柱动作的活动范围在很大程度上体现出人体的柔韧性。关节运动幅度是指运动环节绕某一关节运动轴，从动作开始至结束所能转动的最大活动范围。通常，人们用角度来表示关节运动幅度的大小。关节运动幅度大小是进行柔韧素质评定的重要指标，同时对动作的完成质量起着决定性作用。当人体需要完成大幅度动作时，就需要柔韧性的支撑。

一般情况下，影响柔韧性的解剖学因素主要有以下六个：

第一，关节头与关节窝之间的面积差。这种面积差与关节运动幅度成正比，即面积差越大，关节运动幅度就越大，柔韧性就越好。

第二，韧带的长短及强弱。韧带的长短及强弱与关节运动幅度成反比，换句话说，韧带越是短而弱，关节运动幅度就越大，柔韧性就越好。

第三，关节周围肌肉的体积及伸展性。关节周围肌肉的体积与关节运动幅度成反比，伸展性与关节运动幅度成正比，换句话说，关节周围肌肉的体积越小、伸展性越好，关节运动幅度就越大，柔韧性就越好。

第四，关节囊的厚薄及松紧度。关节囊的厚薄及松紧度与关节运动幅度成反比，即关节囊越是薄而松弛，关节运动幅度就越大，柔韧性就越好。

第五，原动肌的力量及对抗肌的协调放松能力。原动肌的力量大小与对抗肌的协调放松能力强弱成正比，换句话说，原动肌的力量越大，对抗肌的协调放松能力就越强，关节运动幅度就越大，柔韧性就越好。

第六，关节周围的骨结构。关节周围的骨结构与关节运动幅度成反比，即骨结构突起越小，关节运动幅度就越大，柔韧性就越好。

二、运动解剖学在高校瑜伽学练中的应用

运动解剖学在高校瑜伽学练中的应用，主要体现在以下两方面：

（一）柔韧性在高校瑜伽学练中的应用

通常情况下，柔韧性在高校瑜伽学练中的应用包括髋关节、脊柱两个方面。

1.髋关节柔韧性在高校瑜伽学练中的应用

髋关节是一个球窝关节，由髋骨的髋臼和股骨头组成，可绕三个运动轴做屈伸、展收、回旋、水平屈伸和环转等动作。

因为髋关节的关节窝较深，而且还有很多韧带加固，所以髋关节很坚固，但缺少灵活性。瑜伽运动的多数动作，都是在髋关节外旋姿势下完成的，再加上周围韧带和肌肉的牵拉，上下关节面紧密咬合，膝关节在伸直状态下非常稳定。因此，为避免膝关节的损伤，高校学生在瑜伽学练的过程中，应通过增强髋关节的柔韧性使双足外旋，而不能在膝关节处外旋双足。

2.脊柱柔韧性在高校瑜伽学练中的应用

脊柱运动是通过肌肉的支配、椎间关节的运动和椎间盘的变形来实现的。在直立状

态下，椎间盘会受到很大的挤压力。

人体脊柱从侧面看，有四个生理正常弯曲：颈前曲、胸后曲、腰前曲和骶后曲。其中，颈前曲、胸后曲、腰前曲可以使人在直立时脊柱有更大的纵向弹性，从而更有效地缓冲骶骨以上的身体压力，增加瑜伽动作的柔美性。

（二）人体重心在高校瑜伽学练中的应用

在瑜伽运动中，人体重心的位置会随着身体姿势的变化而变化。

首先，人在垂直站立时，身体重心沿人体垂直轴上下移动，称其为重心的升高或降低。在进行瑜伽练习时，髋关节在水平面上运动时，髋关节距离身体纵轴越远，身体重心就会越低。因此，髋关节运动幅度与动作的稳定性成正比，即髋关节运动幅度越大，动作的稳定性就越好。

其次，人在垂直站立时，身体重心在冠状面上移动，称其为重心的前后、左右移动。为了方便，常常把冠状面设定为地面，而重心的移动则被看成是身体重心在地面上投影点的移动。在身体静止且用单脚支撑的情况下，重心一定在支撑脚上；而身体制动时，身体的重量几乎完全由前脚支撑，此时重心位于两脚之间，或稍稍靠后的位置。

第三节　心理学基础

自古以来，瑜伽的锻炼价值就在于共修身心，使人们身体健康、精神愉悦。因此，高校在开展瑜伽课时，需要给学生讲解与瑜伽有关的心理学知识。

一、瑜伽课相关的心理学原理

相关研究表明，影响高校学生参加瑜伽运动的心理因素主要包括以下五个方面：

（一）运动知觉

运动知觉是一种由许多感觉要素构成的复杂知觉，反映了人脑对外界事物和人体自身运动的状态。在瑜伽运动中，客体运动知觉和主体运动知觉有自己的独特作用。其中，客体运动知觉指的是人脑对外界事物运动状态的反映；主体运动知觉指的是人脑对自身运动状态的反映。瑜伽运动以学练瑜伽的运动操作为基础，而运动操作又以运动知觉为基础。因此，良好的运动知觉有利于掌握各种瑜伽技术动作。

（二）心理定向

心理定向指的是动作开始前及动作完成的过程中心理的准备状态和注意的指向性。正确的心理定向能够促进心理活动的调整，使人的动作在调整后完全符合技术特点。所以，心理定向带来了诸多积极的综合反应，有利于人们掌握和提高技术动作。在高校学生进行瑜伽学练的过程中，不同的练习方法和手段，会引导其形成不同的心理定向，而不同的心理定向在很大程度上又会影响学生在瑜伽运动中形成的技术特点和技术风格。

（三）情绪

情绪是情感体验的具体形式，这里的情感体验指的是人对客观事物是否能够满足自己的需要而产生的体验。相关研究表明，情绪会影响人们对技术的掌握。良好的情绪可以起到显而易见的"增力"作用，如增强人的活动能力、提高人体运动能力；而不良的情绪则起到"减力"作用，如使人注意力不集中、精神萎靡、心灰意冷、斗志全无等。

因此，高校学生在学练瑜伽时，不能带着不稳定的情绪，这样的情绪不利于自己掌握瑜伽的动作技能。为了在瑜伽运动中有更多的收获，高校学生应注意保持情绪稳定，做到精神饱满。

（四）注意力

注意力也是一种心理状态，指的是心理活动对一定对象的选择性指向和集中。高校学生在进行瑜伽运动时，一定要集中注意力，因为注意力集中能使人的大脑进入最佳学习状态。相关研究表明，瑜伽运动能够增加人体大脑细胞的柔韧性和细胞之间的相互联系，大脑细胞之间的联系越紧密，人们接受新知识的速度也就越快。除此之外，进行瑜伽运动还能有效改善脑部血液循环、加快新陈代谢、减轻压力。

（五）意志

意志与行动作为一个整体存在。意志是人为了实现既定目标而支配自己行动，并且在这个行动中自觉克服困难的心理过程。高校学生参加瑜伽运动，有助于形成坚定的意志品质，而这种意志品质又有助于其掌握瑜伽动作技能，增强身体素质。具体来说，坚定的意志品质在瑜伽运动中有以下四个方面的作用：

首先，高校学生在参加瑜伽运动时需要高度集中注意力，此时坚定的意志品质有助于学生克服外部和内部刺激的不良影响。

其次，在瑜伽运动过程中，高校学生的肌肉有时会处于高度紧张状态，此时坚定的意志品质能够帮助其完成各种不同难度的动作。

再次，某些动作强度大、危险性高的瑜伽运动，会增加高校学生的畏惧恐慌心理，此时坚定的意志品质有助于其克服这种畏惧的心理。

最后，高校学生在参加瑜伽运动时，由于机体各系统全面运转，容易导致疲劳和运动损伤，此时坚定的意志品质有助于学生克服因为疲劳和运动损伤而产生的消极情绪，从而使其坚持长期参加瑜伽运动。

二、瑜伽学练的动机和心理过程

了解高校学生参加瑜伽课、学练瑜伽的动机和心理过程，有助于高校及时采取有效措施来提高瑜伽课的趣味性，增加学生对于瑜伽运动的喜爱，从而使学生长期练习瑜伽，提高其运动水平和身体健康水平。下面将分析高校学生进行瑜伽学练的动机及其运动心理过程。

（一）瑜伽学练的动机

关于瑜伽学练的动机，主要包括动机的含义、动机的分类、动机的作用、动机的产生、动机的培养与激发五个方面。

1.动机的含义

在心理学中，动机是个体的内在过程，涉及行为的发端、方向、强度和持续性。而在瑜伽学练中，动机指推动个体从事瑜伽运动的心理状态、意愿及内部动力。

2.动机的分类

（1）按动机来源分类

根据动机来源，动机可分为两类：①内部动机。内部动机是以生物性需要为基础的动机。怀有这种动机的高校学生，积极参加瑜伽运动的主要目的就是展示自己的能力，体验强烈的满足感。内部动机能够汲取内部力量，从内部驱动、动员和激发瑜伽练习者。②外部动机。外部动机是以社会需要为基础的动机。怀有这种动机的高校学生，积极参加瑜伽运动的主要目的就是满足自身的社会性需要。外部动机能够汲取外部力量，从外部驱动、动员和激发瑜伽练习者。

实际上，内部动机与外部动机是相互影响、相互促进的。外部动机对内部动机有着双重影响，既可以加强内部动机的作用，又可以削弱内部动机的作用。

（2）按兴趣分类

根据兴趣，动机可分为两类：①直接动机。直接动机是以直接兴趣为基础，指向瑜伽运动过程本身的动机。一些高校学生热衷于瑜伽运动，认为在瑜伽运动过程中可以充分发挥自己的潜力，受到这种思想驱动的动机就是直接动机。②间接动机。间接动机是以间接兴趣为基础，指向瑜伽运动结果的动机。一些高校学生对瑜伽运动本身并不感兴趣，仅认为这是为了在瑜伽运动过程中获得良好的运动效果所必须克服的困难，这种动机就是间接动机。

3.动机的作用

动机通常有以下三种作用：

（1）始发作用

始发作用是指动机可引起和发动个体活动的作用。

（2）强化作用

强化作用是指动机是维持、增加或制止、减弱某一活动的力量。

（3）指向或选择作用

指向或选择作用是指动机可引起和发动个体活动的方向。

4.动机的产生

（1）内部条件

内部条件是指个体因缺乏某种东西而引起内部的紧张状态，这种状态能够使人产生某种意愿，进而形成做某事的行为和动机。

（2）外部条件

外部条件泛指个体之外的所有刺激，包括各种能够引发外部动机产生的生物性和社会性因素，对参加瑜伽课程的学生影响巨大。

5.动机的培养与激发

（1）满足参加瑜伽练习者的各种需求

第一，之所以有很多高校学生参加瑜伽运动，是因为瑜伽运动具有突出的挑战性、艰苦性和趣味性，能使其身心兼修，满足其追求刺激和乐趣的需要。如果瑜伽学练的过程非常枯燥，就会让参加瑜伽运动的学生失去兴趣，继而降低其运动动机。因此，在瑜伽学练中，瑜伽教师应当注意使瑜伽练习的难度与学生的能力相符；增加练习方法和手段；积极动员所有的学生参与其中；在练习过程中给学生更多的自主权；根据不同学生的特点分配不同的任务，使其在完成任务的过程中感受乐趣。

第二，每个人都有归属的需要。一些高校学生参加瑜伽运动的目的就是要在集体当中找到归属感，即满足获得集体归属感的需要。这部分高校学生参加瑜伽运动的动机就是渴望能够归属他人、被他人所接受，他们更需要集体带来的心理安慰。因此，为激发这一类高校学生参加瑜伽运动的热情和运动动机，在瑜伽运动练习过程中要强调和运用集体成员的资格，集体的行为规范、目标，以及集体的荣誉感。

第三，很多高校学生参加瑜伽运动的目的就是展现自己的价值，即满足展示自我的需要。这种需要往往取决于参加瑜伽运动者的归因，因而从这一角度可以将参加瑜伽运动的学生分为成功定向与失败定向两类。其中，成功定向的高校学生非常重视自我价值感，希望在瑜伽运动中充分展示自己的才能，让他人勇于承认自己的价值和能力，因此其参加瑜伽运动的动机非常强烈；而失败定向的高校学生则需要教师帮助其确立正确的目标，通过一些措施满足其需要，这样才能真正有效地激发和培养他们参加瑜伽运动的内部动机。

（2）运用强化手段培养与激发动机

强化是指在出现可接受的行为时，或者给予奖励，或者撤除消极刺激的过程。正确使用强化手段不仅可以激发外部动机，还可以培养内部动机。但如果强化手段运用不得当，可能会破坏内部动机和外部动机。通常情况下，强化的效果大于惩罚的效果，但有时候也需要适当运用一定的惩罚手段。

运用强化手段培养动机时，需要规定获得奖励的行为和条件，奖励要有度；鼓励参加瑜伽运动的学生进行互相之间的强化；使参加瑜伽运动的学生明白奖励是能力、努力和自我价值的标志；对达到标准的优异表现进行没有规律的强化。

（3）运用依从、认同和内化方法培养与激发动机

依从方法就是指利用外部奖励和惩罚来培养与激发运动动机的方法，这种方法能够激发一些尚未建立起良好行为习惯、自我观念比较淡薄的高校学生参加瑜伽运动的动机。

认同方法就是指利用教师与学生之间的关系来对学生的运动动机进行培养与激发的方法，这种方法是依从法的一种隐蔽形式。教师只有维护好与学生的关系，使学生遵从要求成为一种自觉行为，才能成功利用认同方法。

内化方法就是指通过启发信念与价值观来培养与激发内部动机的方法。

在运用依从、认同和内化方法培养与激发动机时，应注意以下几点：

第一，依从法在运动技能发展的初级阶段最为有效。第二，随着瑜伽练习者年龄的增长和心智的成熟，内化法是最适宜且最有效的方法。第三，由于瑜伽练习者有不同的归因控制点，在激发其动机时也应运用不同的方法。第四，对于依从、认同和内化法均不适用的瑜伽练习者，应根据其目标来选择激发其动机的方法。

（4）变换学练环境以引起动机

适当改变瑜伽学练的环境是培养与激发瑜伽学练动机的间接方法。瑜伽学练的环境包括物质和心理两个方面。其中，对物质环境的改变可以从练习场地、练习设备条件等方面入手，而对心理环境的改变则可以改变传统的练习方法，取消对参与瑜伽学练学生的消极评语，适当改变参与瑜伽学练学生的分组等。

（5）进行自我调整以引发动机

虽然由他人适当控制自己的生活能够有效地加强动机，并且在瑜伽学练中，教师也通常安排最适合于学生发展的瑜伽课程，但最了解自身情况的人还是学生自己。如果学生能够学会自己制定瑜伽学练的计划，那么可能会使瑜伽课程计划变得更加完善。

因此，教师应根据参加瑜伽运动学生的能力和水平，适当地下放权力，培养学生的责任心、自觉性和决策能力。只有这样，才能够培养和激发参加瑜伽运动学生的内部动机，使其在瑜伽运动中实现自我价值感。

教师在瑜伽课中下放自主权，以使参加瑜伽运动的学生自我引发动机时，要注意以下几点：

第一，教师要根据参加瑜伽运动的学生的能力和水平有选择地下放自主权。第二，教师应具有移情心，即具有一种站在学生的角度来观察和思考问题的能力。第三，权力下放后，教师仍应耐心地帮助学生进行决策，但不要过分指导，切忌急于求成。

（二）瑜伽学练的运动心理过程

瑜伽学练的运动心理过程主要包括感知过程、记忆过程和思维过程三个方面。

1.感知过程

感知过程主要包括运动与感觉系统、运动与知觉系统两个方面。

（1）运动与感觉系统

①视觉

视觉对于瑜伽运动有着重要的影响，其中最重要的一点就是，如果离开视觉的帮助，瑜伽练习者就做不出合理的瑜伽动作。

②动觉

动觉负责将身体运动的信息传输给大脑，使机体对身体各部位的位置和运动有所知觉。动觉又称运动觉或本体感觉，主要包括肌觉、腱觉、关节觉和平衡觉四部分。动觉是发展高水平运动技能的关键。当身体参与活动时，肌肉、肌腱的扩张与收缩和关节之间的压迫，都能够产生刺激并引起神经冲动，最后传入中枢神经系统而引起动觉。

③触压觉

触压觉是由非均匀分布的压力在皮肤上引起的感觉，瑜伽运动对触压觉的要求很高。触压觉又可分为两种：第一，触觉，指因外界因素刺激接触皮肤表面造成皮肤的轻微变形而引起的感觉。第二，压觉，指使皮肤明显变形而引起的感觉。

④听觉

听觉刺激能够有效诱发动觉枢的兴奋，使人产生强烈的节奏感，进而引发听觉和动觉的联合知觉。在瑜伽运动中，听觉和动觉的联合知觉具有重要作用，如能够帮助瑜伽学练者掌握动作的平衡和节奏感。

（2）运动与知觉系统

①运动知觉

运动知觉是在视觉、动觉、平衡觉等多种感觉共同协调的基础上实现的，可分为对自身运动的知觉和对外界物体运动的知觉两类。

对自身运动的知觉来源于人体中的运动分析器，而运动分析器主要以肌腱和韧带中的感觉神经末梢为感受器。当机体进行活动时，这些感受器由于受到一定的牵拉而产生神经冲动，对自身机体活动有所知觉。根据动作的形态、幅度和时空等特征，自身运动的知觉可分为四类：其一，身体空间位置和方向知觉。其二，运动幅度知觉。其三，运动形态知觉。其四，自身运动的时间知觉。根据动觉分析器提供的信息，对自身运动的知觉可分为八类：其一，躯体或运动器官位置发生变化时的各种平衡知觉。其二，分辨运动器官活动开始与终结时的方位知觉。其三，运动器官提升到一定高度时的用力知觉。其四，身体表面接触到外界物体时的各种触觉。其五，身体运动的速度知觉。其六，主动运动时的用力知觉。其七，运动器官发生改变时的知觉。其八，来自心脏的各种知觉。这两种分类系统可以作为测量自身运动知觉的参考体系，教授瑜伽运动的教师要根据瑜伽运动的特征，从以上分类中选择适宜的内容，对参加瑜伽运动的学生进行专项运动知觉的测量，以促进其不断提高运动技术水平。

对外界物体运动的知觉是指依靠以视觉为主的一些外部感受器来进行的知觉，通常承受几个方面的制约：其一，运动物体的形状大小与运动速度知觉的下阈限及上阈限成正比。其二，在一定范围内，光线亮度与速度知觉成正比。其三，运动物体的形状大小和速度知觉成反比。其四，运动场地的变化会影响速度知觉的发挥。

②时间知觉

时间知觉不仅能够反映时间长短、快慢、节奏和先后次序关系，还能够揭示出客观事物运动和变化的延续性和顺序性。人类产生时间知觉的主要依据是自然界有规律的周期性变化和人体内部自然的生理变化。时间知觉关系到时机掌握和情绪态度，在瑜伽运动中，完成瑜伽动作的关键就在于瑜伽练习者能够准确地把握时间知觉。

③空间知觉

空间知觉反映人对于形状、大小、深度、立体的感觉和空间定向等，可以分为方向知觉和距离知觉两种。

④专门化知觉

专门化知觉是瑜伽练习者在长期的练习过程中形成的一种综合性知觉，这种知觉能够精确分析和判断瑜伽练习者在环境中的适应性，也是对瑜伽练习者心理的考验。其特点主要包括：其一，动觉是专门化知觉中的主要因素。其二，专项性。在瑜伽运动中，不同分析器能够在不同专门化知觉中起到独特的作用。其三，综合性。多种分析器在同一时间协同活动才能产生正确的知觉。

为了更加全面和有效地测量专门化知觉，往往要采取多种测量方法。还要注意的是，参加瑜伽课的学生的知觉特征具有个体差异性。

2.记忆过程

人的一切举动都离不开运动记忆，运动记忆与人体的肌肉活动密切相关。运动记忆过程包括短时运动记忆与长时运动记忆、运动表象、运动记忆中的信息加工三个方面。

（1）短时运动记忆与长时运动记忆

短时运动记忆是指在一个动作的练习后，遗忘的进程先快后慢，但不会忘记全部的内容；而长时运动记忆是指学习和掌握一项运动技能后，能够对其有较长时间的记忆。在日常生活与运动中经常发生这两种记忆过程。

（2）运动表象

运动表象分为内部表象与外部表象。其中，内部表象是以内部知觉为基础，以内心体验的方式感受自己的运动操作活动，其实质是动觉表象或者肌肉运动表象；外部表象是指自己没有感受到身体内部的变化，但可以从其他人的角度看到表象的内容，其实质是视觉表象。内部表象的肌肉活动比外部表象更为强烈。

（3）运动记忆中的信息加工

在短时间内，个体通过知觉组织处理产生于自身的刺激，将零散的信息组合成一个包括多个单元的、便于记忆的整体，这一过程就是运动记忆中的信息加工。认知心理学认为，任何人都不能在短时间内单纯依靠记忆准确地记住太多内容。因此，必须在大脑中进行某种组合加工，以"组块"的形式储入短时记忆，这样才能保证和提高记忆的准确性。

3.思维过程

思维可以分为三种，即直观行动思维、具体形象思维和抽象逻辑思维。

直观行动思维在个体发展中的转化方向有两个：其一，在思维中的成分逐渐减少，而具体形象思维增多。其二，高水平的操作思维发展迅速。

具体形象思维是运用事物的具体形象、表象和对表象的联想所进行的思维。具体形象思维有两个特点：其一，具体形象性。其二，开始认识事物的属性。

抽象逻辑思维是以抽象概念为形式的思维，是人类思维的核心形态。抽象逻辑思维反映的事物本质属性和规律性联系，是通过概括、判断和推理进行的，这是高级的思维方式。

第四章　瑜伽教学课程设计

第一节　瑜伽课程设计的基本原则

一、系统性

瑜伽课程设计要求全面、合理、适用。为了达到更好的时效性和更好的练习效果，课程设计必须遵循系统性原则，使心、灵、气得到和谐、有机的结合。

二、全面性

瑜伽课程设计必须关注到全面性原则，这是预防和防治现代都市疾病的要求。现代科技的发展为人类提供了更多的自动化服务，把人们从烦琐的工作和生活中解放出来。与此同时，自动化服务的增多也提高了心脑血管疾病、肥胖、糖尿病、骨骼肌肉衰退等现代都市病的患病率。在瑜伽课程设计中遵循全面性，要考虑以下几个方面：

（一）传播瑜伽文化

瑜伽教师应该利用瑜伽自身的优势使瑜伽练习者的体力与心力和谐发展。第一，在瑜伽课程设计中，把锻炼身体和培养优良的心理素质有机地结合起来。第二，在正式开始课程前，向学生讲解一些瑜伽的小知识。第三，不只是单纯地做体位练习，多考虑加入呼吸、收束、契合、洁净等练习。第四，在每节课程中尽可能全面地向瑜伽练习者展现瑜伽。

（二）体适能全面发展

瑜伽课程设计不能因个人的喜好而有所偏废。在一节瑜伽课程中，要让每一个身体部位都得到锻炼。第一，尽可能全面地涵盖全身关节、肌肉，使身体享受充分的运动。第二，尽可能涵盖健康人群的体能要素（如心肺功能、体脂百分比含量、柔韧度、肌力、肌耐力），务求体适能获得全面发展。

三、普及性

"把简单的做难，难的做简单"，这是一句瑜伽谚语，在课程设计上要参考这一点。好的教师永远只比瑜伽练习者好一点点，对于任何一个瑜伽练习者都应如此。课程设计要使瑜伽练习者能够接受，不能艰涩难懂，要具有普及性。不要让瑜伽练习者感到难度太大，只能在一旁看表演。

四、渐进性

瑜伽课程设计要遵循渐进性原则，主要包括以下五个方面的内容：

（一）课程结构的渐进性

首先，要在课程开始之前，让瑜伽练习者做好热身运动，避免突然进入运动状态引发身体不适，甚至造成运动损伤。其次，在每节课开始时，应请瑜伽练习者盘坐 2～3 分钟，使其平稳呼吸、心绪安定，之后再由简到繁地开始体位练习，将热身和训练有机地结合起来。最后，在训练结束前要以调整性动作冷身，不要突然停止。

（二）动作练习的渐进性

瑜伽课程中，很多体式动作都有一定的难度，这就要求教师在进行课程设计时要把稍有难度的动作分解，确保所有瑜伽练习者都将注意力放在自己的动作上，使瑜伽练习者可以在任何一个可以做到的姿势上停留。

（三）运动强度的渐进性

瑜伽课程设计要由简到繁，由分到合。练习内容要符合人体在参加运动时功能活动的变化规律。对瑜伽练习者的要求要从易到难，由低到高，逐渐增大运动强度。

（四）训练次数的渐进性

瑜伽课程设计要遵循人体运动规律。首先，为新的瑜伽练习者设计的课程，以每周不少于两次的训练为宜。其次，动作练习以入门为主，训练次数逐渐增加。最后，一节课中，动作间的调整时间不少于 4 秒，休息时间不少于 20 分钟。

（五）目标管理的渐进性

教师有责任让瑜伽练习者明确自己的目标，并在课程设计中帮助其把大目标合理分化成不同的小目标，将目标内容融入瑜伽课程设计之中，增加学员的成就感，方便课堂管理。

五、复原性

瑜伽理论认为，瑜伽应该天天练习，但是身体运动后会消耗大量的能量，需要时间进行恢复。因此瑜伽课程设计要考虑到运动的复原性。在课程设计中做到复原性，有以下几点需要注意：

第一，把握好课程进度，上好活动性休息课程。第二，在课程中利用未疲劳的肌肉进行适当活动，加速疲劳的消除，促进代谢。第三，全身疲劳时应加速消除代谢产物，可选择轻松且趣味性高的活动。第四，在复原性课程的设计中，要注意延长动作间的调整和休息时间。第五，加大收束、契合、洁净、调息等练习的比重。

六、针对性

由于面向的对象不同，瑜伽课程设计必须遵循针对性原则。瑜伽课程设计的针对性需要从以下几个方面进行：

（一）针对性主题

没有任何节奏、风格变化的瑜伽课程不是一次成功的瑜伽课程设计。

在课程设计中要突出一个重点练习部位，制造课程中的兴奋点，让瑜伽练习者掌握重点和难点。

（二）针对性指导

瑜伽教师要熟悉每一位瑜伽练习者的身体状况和练习要求，做到对每位瑜伽练习者的状况了如指掌。课前，认真阅读瑜伽练习者的信息。课中，针对每位瑜伽练习者的身体状况和练习目标作出不同的侧重指导。课后，积极同瑜伽练习者进行交流，了解他们的身体状况及练习目标，尊重他们。

（三）针对性鼓励

针对新的瑜伽练习者，了解其自信度不足、注意力不集中、自我意识过强的心理状态，积极引导，帮助他们把注意力放到动作对自己身体所形成的感觉上。老的瑜伽练习者对已掌握的动作兴趣较低，通常不愿与新的瑜伽练习者同堂上课，教师在保证其动作的准确性和标准度的前提下，要让他们认识到自身和标准的差距。在整个瑜伽课程设计中，做到求同存异的差异化教学，培养他们的运动兴趣，以表扬为主，建立瑜伽练习者的自信。

七、瑜伽性

在课程设计过程中始终体现瑜伽特色，具体可从以下两个方面入手：

第一，课前请瑜伽练习者详阅注意事项，确保瑜伽课堂的氛围性。

第二，瑜伽课程的设计要流畅。①体位的流畅，杜绝让瑜伽练习者从站姿立刻进入到卧位，又从卧位回到站姿，反复"折腾"。②能量的流畅，注意不同体位所刺激的脉轮不同，要使能量在中脉七轮中顺畅流通。

总之，瑜伽课程设计中的动作要做到挺如箭、安如山，避免体位的大起大落，以及因能量的冲击而引起的身体不适。

八、趣味性

瑜伽课程设计要遵循趣味性原则。兴趣是瑜伽练习者学习瑜伽的动力，瑜伽课程只有做到有趣味性，才能使瑜伽练习者发挥主观能动性，积极参与到训练之中。瑜伽课程设计遵循趣味性原则，可以从以下几方面做起：

第一，将各种不同风格和流派的瑜伽引入瑜伽课程，使课程保持长久的新鲜感。第二，根据瑜伽风格和流派的不同，选择不同风格的背景音乐，但是音乐的选择不能使其主流风格改变。第三，在课程结构不变的前提下，经常改变课程的流程。第四，如果有学生一直跟随课程，或者持续两节以上跟随课程，教师要保证课程设计中的重复率不高于 60%。第五，经常更换练功服，变换课程节奏，不要以一成不变的妆容及服饰示人。

九、超负荷性

在很大程度上，运动的强度决定了运动锻炼效果的大小。运动负荷过大可能会对身体造成伤害，而运动负荷过小不能引起肌体功能的变化。只有适宜的运动强度才有利于恢复和超量补偿消耗掉的能量。在课程设计中遵循超负荷性原则时需要注意以下几方面：

第一，改变课程环境。改变场地温度，增加或减少辅助设备的使用。

第二，增加动作强度。利用生物力学中动作的杠杆原理，在原动作的基础上缩减力臂，延长力矩。

第三，增加动作组数。增加动作组数可以强化练习效果，但切忌单纯增加动作次数，使课程设计失去趣味性。

第四，增加姿势的保持时间。将姿势定型的时间予以适度增加，但前提是学生能正确完成动作。

第五，减少姿势调整时间。针对初学者，对于动作间的调整应给予足够的重视，但随着学生上课时间的增加，可将调整时间固定在 2 秒左右。

第六，适当超负荷运动。在进行瑜伽课程设计时，要保证肌体的生理负荷稍高于学生平日已经适应的运动强度。

第七，平衡练习，放松思想，镇定心神。

第二节　瑜伽课程的组织、实施与编排

一、瑜伽课程的组织

课程组织会影响课程质量。好的课程组织不仅有利于瑜伽练习者学习和掌握动作，还能保证瑜伽练习者练习的安全性，避免发生意外损伤。

（一）场地布置

第一，清新的空气，能使瑜伽练习者自由地吸入氧气。第二，静谧的环境，有助于瑜伽练习者平和心态、集中注意力。第三，足够的空间，有助于瑜伽练习者最大限度地伸展身体，避免相互干扰、造成损伤。第四，合理的布局，不仅便于教师观察瑜伽练习者练习并及时作出教学提示，还便于瑜伽练习者观察教师的示范动作。第五，舒缓的音乐，可以帮助瑜伽练习者松弛神经，增强练习效果。

（二）组织形式

第一，分组练习。分组练习是根据瑜伽练习者的具体情况，把瑜伽练习者分成若干个小组，这种形式的练习具有很好的针对性。第二，集体练习。集体练习即全体瑜伽练习者跟随教师的指导统一练习瑜伽，这种形式的练习有助于学生交流经验。第三，小组练习和集体练习交叉进行，这种形式的练习具备周密的计划性和显著的针对性，要求教师做好课前准备，深入了解瑜伽练习者。

二、瑜伽课程的实施

（一）培养学习动机

第一，采用不同的课程组织形式、不同的动作连接和不同的动作节奏。第二，丰富教学内容、改变教学模式。第三，根据瑜伽练习者的能力和水平恰当地布置任务，保证瑜伽练习者能完成任务，帮助瑜伽练习者树立信心。

（二）选择教学方法

有针对性地组织练习，逐步形成合作学习、互相促进、各得其所的动态发展状态。一方面，利用上课的时间，在原有基础上发展身体稍差的瑜伽练习者。同时，尽量提高能力强的瑜伽练习者的能力，为他们的进一步提高创造机会。另一方面，妥善安排练习梯度，适当地引申和变化动作。随时搜集与评定瑜伽练习者的学习效果，及时反馈指导。

（三）实施个别指导

帮助、鼓励、关爱瑜伽练习者。耐心地帮助不同层次的瑜伽练习者，鼓励其独立思考，相信每一个瑜伽练习者的运动能力。做到个别问题个别指导，讲解与自学相结合，使不同层次的瑜伽练习者都能在自己原有的基础上得到提高。

（四）全面考核评定

在瑜伽课程考核的实施中，要以健康第一为指导思想，以瑜伽练习者的学习态度是否积极、锻炼是否认真刻苦等方面为主。通过教师对瑜伽练习者的观察和考查，综合评价每一个瑜伽练习者，将学练者自我评价和相互评价相结合。让每一个瑜伽练习者都能看到自己的优点，体验成功的喜悦。

（五）重视安全教育

瑜伽安全教育意识的培养，可以有效地避免损伤事故的发生。瑜伽练习的注意事项：第一，瑜伽练习前的一个半小时和之后的半小时不可进食；第二，动作缓慢，不可骤然用力，量力而行；第三，如果感到肌肉痉挛，应停止练习。

（六）强化素质教育

组织与实施瑜伽课程可以激发瑜伽练习者的好奇心和创造力、培养瑜伽练习者分析问题和解决问题的能力。在瑜伽课程的实施过程中，教师应主动地鼓励瑜伽练习者将已学到的知识与自我获取的相关知识进行综合、归纳、引申，扩展自身和瑜伽练习者的知识领域、提高文化修养。

另外，在瑜伽课程的不同组织方式中，瑜伽教师要有意识地强化瑜伽练习者的自主精神和团队合作意识，提高瑜伽练习者的人际交往能力，增强其社会责任感。

三、瑜伽课程编排

（一）瑜伽课程编排要素

1.排序要素

瑜伽教学必须遵循人体运动的生理规律，每一堂课都必须进行充分的暖身活动。在练习瑜伽体位法前，热身操不仅可以帮助瑜伽练习者舒展四肢，让身体更柔软，减少运动伤害，还可以帮助其将浮躁的心慢慢地安定下来，让思绪更容易进入舒适宁静的瑜伽状态中。

热身能将注意力集中到呼吸上，并通过深呼吸增加吸入的氧气，从而增强体力。身体末端的血液循环也能够通过热身得到改善，这对身体姿势的伸展有很大的帮助。热身还能够减轻身体的僵硬程度，让身体更加轻松地完成体式，为练习瑜伽做准备。另外，热身因为增加了氧气供应和循环而减少了肌肉产生的乳酸，从而防止身体受到伤害。热身的最大好处就是帮助大脑专注于将要练习的瑜伽姿势，使人们更好地完成瑜伽动作。

热身的常规程序既可以是由慢到快连续地完成向太阳致敬式，也可以是一组从头到脚的身体各个部分的准备练习。热身后即可以进行瑜伽的体位法练习。

瑜伽的体位法通过站、坐、跪、卧、倒立等姿势，弯曲、伸展、扭转身体各个部位，对脊柱、肌肉、内脏器官起到自我按摩及牵引的作用，可调节神经及内分泌系统，达到保健、减脂、塑身、美容、辅助治疗等功效。正确的体位练习，可以帮助人们打通经络，灵活所有关节，收紧肌肤，增强身体的柔韧性、平衡性、力量感和协调性，长期练习可以使自己的身体柔软、协调，灵动自如，达到自控的效果。练习瑜伽体位法的过程中，应注意平衡规律。在每一个姿势的练习中，不同的部位和内脏都会受到不同程度的按摩、挤压和伸展，但我们身体的肌肉、韧带、关节、骨骼都是相对平衡发展的。所以，完成身体右侧的动作后，要相应地完成身体左侧的动作；完成身体后仰的姿势后要相应地完成一个身体前屈的姿势；肌肉在练习中要不断恢复、放松，这样使紧张与放松达到平衡。在紧张状态下，血液会被肌肉和器官挤压出来；而在放松时，血管会重新舒张，新鲜的血液就可以流进组织中。体式中尽可能强调延伸脊柱，另外不要过度压迫身体的前侧（腹部和胸部），尤其是在锻炼前屈体式时，否则会影响呼吸。在伸展身体前侧的同时，也要伸展颈部的后侧，任何体式中都不应缩短颈项后侧，即使是在最厉害的后弯体式中。后弯体式按摩肾上腺，因此可以让人们感到精力充沛。从人的情绪生理学角度说，肾上腺素、去甲肾上腺素和多巴胺等成分在血液中浓度的增加，可以让身体兴奋、振作起来。前屈体式具有安神的功效，可以使人安宁下来。

在体位练习中，动作的排序性很重要。练习体位时要遵循以下几点：

第一，先右后左、有前屈必有后屈的练习原则.

第二，先易后难；

第三，编排动作顺序时，可按照坐姿动作—站姿动作—坐（跪、卧）姿动作或站姿动作—坐（跪、卧）姿动作—站姿动作—坐姿动作的顺序，把不同体式的动作巧妙地串联起来，达到均衡、协同发展身体的目的。

在进行体位练习时，除选择常用的慢移动方式进入或结束一个体式外，还可运用跳跃式的方式进入和结束一个体式。对站立体式而言，这是比较传统的编排方法，如果采用这种方法，瑜伽练习者每次跳开或者合拢时，都要保持身心的轻盈和镇定自若。跳跃体式可以帮助身体在站立体式中保持身体两侧的平衡，其注意力和发力都应该从身体背面开始。

编排瑜伽初级课程时，瑜伽的调息、冥想练习可以安排在课程刚开始阶段，通过短暂的调息、冥想练习，瑜伽练习者可以很快地安静下来，并放松心情、放松身体，从而快速进入瑜伽教学。编排瑜伽中、高级课程时，瑜伽的调息、冥想练习可以安排在最后的放松练习前，冥想练习需要有一定的基础。瑜伽初学者在进行调息、冥想练习时，如果难以入静，可以把意念集中在呼吸上，静静体会自己的呼吸节奏，这样比较容易进入状态。坐姿要使自己觉得舒服。调息、冥想时，大脑思考的内容并不重要，重要的是注意力的所在和保持知觉的状态，配合缓慢、细长而有规律的呼吸。调息、冥想时，也可以播放一些瑜伽冥想音乐，使身心在这些音乐中进入祥和、喜悦的境界，从而达到身心健康的目的。瑜伽初学者在进行调息、冥想练习时，还可以将一个垫子垫在臀部的下面，让臀部略高于膝盖，以缓解身体下半部分的紧张，这样，更容易进入冥想状态。

瑜伽课程快要结束时，通常会安排放松练习，即瑜伽的休息术。休息术并不是真正地进入到睡眠状态，而是瑜伽的一种特殊冥想方式。在进行休息术时，身体是放松的，思想是警醒的，它可以帮助身体很好地恢复状态。

2.难度要素

课程编排的难度要素主要有三个：课程深度、课程广度和课程时间。这三个因素构成课程编排难度立体结构的三个不同维度。其中，课程广度是指课程内容所涉及的范围和领域的广泛程度。瑜伽初级课程可简单地介绍一些瑜伽的理论知识、注意事项、初级难度的体位动作及呼吸法。瑜伽中、高级课程除了加大体位动作的难度外，还可安排一些有针对性的体位练习，如经络瑜伽、美容瑜伽、治疗瑜伽等，增加调息练习、冥想练习及瑜伽哲学理论知识的传授等。以一堂课为例，时间为60～90分钟，每次练习尽量安排在相同的时间段，这样可以给身体一个固定的刺激，既便于瑜伽练习者养成良好的练习习惯，又能让各器官尽快地进入状态。瑜伽练习贵在坚持，无论是教学初期还是健身初期，瑜伽练习者可能会发现自己的身体、肌肉比较僵硬，但不要着急，经过一段时间的正规练习以后，肌肉会变得更有弹性，柔韧性也会变得越来越好。

（二）瑜伽课程编排特点

1.连续统一

瑜伽课程编排要求动作具有柔韧性，且每一个动作都要在无伸展反射条件下机械缓慢地完成，达到个体精、气、神之间的和谐统一。

2.柔韧相济

瑜伽对柔韧性有一定的要求，不同的动作对柔韧性的要求也不同，不同的瑜伽练习者的柔韧性也有很大差异，编排者在编排瑜伽课程时应充分考虑这一点。因此，教师在编排瑜伽课程时，应充分了解瑜伽练习者的身体素质情况，根据其实际情况编排合适的动作。从柔和呼吸、平和心态、韧性的动作等方面达到柔韧相济。

3.动静相宜

瑜伽的动作特点是缓慢、层次分明、呼吸有序、精神平和、内外和谐。所以，教师在编排瑜伽课程时，不能只注重动作，更应该强调思想，深刻理解瑜伽的文化内涵，重视瑜伽净化思想与心灵的作用，使瑜伽练习者真正达到身形合一。

4.自我调适

瑜伽的练习关键在于瑜伽姿势，这些姿势可以强化肌肉和骨骼，强身健体。因此，在瑜伽课程的编排过程中，要充分发挥瑜伽姿势按摩、刺激及调和身体部位的作用，使身体产生自我康复机制，积极地影响个体的生理和精神健康。

（三）瑜伽课程编排原则

瑜伽和大多数体育运动不同，它不涉及快速或突然用力的动作，也不会引起粗重的呼吸。瑜伽体势要求做得缓慢，步骤分明。瑜伽练习者在做每一个动作姿势的时候，都要放松且警醒，把注意力集中在身体所产生的感觉上，时刻听从自己身体的感受，这是体式练习中最重要的原则。瑜伽要求动静结合，从而达到身心健康；配合正确的饮食习惯；通过体位法、调息法、契合法、收束法、洁净法和冥想法的练习使身体、精神和情感达到平衡。瑜伽是一项有氧运动，因为要保持一个瑜伽姿势，所以瑜伽练习者必须努力维持身体的稳定和平衡，以便支撑身体。无论瑜伽练习者的体态和身体素质如何，他都会发现瑜伽是非常有挑战性的体育运动，每个姿势都会让他在灵活性、力量和平衡能力方面得到充分锻炼，同时也会增强他的毅力、耐心和专注性。由于人的身体习惯源于旧有的生活规律和动作，许多人在刚开始尝试瑜伽体位法的各种姿势时，身体会出现剧烈抖动，这时就需要坚持下去。在掌握瑜伽的要诀后，瑜伽练习者就会逐步进入一个新的状态，再练习体位法，身体就好比安坐在椅子上一样，平稳、自然、舒适。如何合理地选择练习进度、正确地编排瑜伽课程，做到有的放矢，就要遵循以下原则：

1.目的性原则

瑜伽是一门科学，同时也是一门让人们在体质、精神、道德和心灵方面都得到锻炼的生活艺术。瑜伽不受种族、年龄、性别、宗教和信念的限制，其强调的是和谐、博爱和平等，这不仅针对不同肤色、民族、年龄和性别的人，还针对所有生命，这种态度使瑜伽思想非常明确、实际。瑜伽的目的是使人们从精神、心理和生理疾病中解放出来，通过体式的练习，强身健体，提高生活质量，提升自我。瑜伽练习的目的不是强迫身体做出各种高难度动作，而是要根据身体状况选择适合自己的姿势，配合呼吸，在自己的极限范围内缓慢地伸展。瑜伽可以帮助人们提高身体各部位的柔韧度和活动范围，恢复身体所有机能的通畅。

2.渐进性原则

人体内脏器官系统的活动有一定的惰性。机体随着运动量的不断增加，总是处在"不适应—适应—不适应—再适应"的过程中，如果瑜伽练习者数月或常年不变地用一种健身动作进行锻炼，就不可能逐步提高健身锻炼的水平，增强体质。因此，瑜伽练习者在进行练习时，必须要遵循渐进性原则。机体从安静状态进入到工作状态时，运动量由小到大，技术要求由简单到复杂，时间、强度也要逐步地增加。

瑜伽常用的姿势有上百种之多，其中包括少数难度非常大的体式，而这些体式并不是每个瑜伽练习者都需要掌握的。实际上，瑜伽是任何人都可以练习的，不分年龄和身体状况。由于体式不同、难度不同，瑜伽练习者刚开始接触瑜伽时可能会觉得吃力，但只要遵循渐进性原则，用正确的方法尽力去做，就会受益，假以时日，瑜伽练习者会惊叹瑜伽带给身体的微妙变化。

3.特异性原则

瑜伽教学要针对不同能力层次的瑜伽练习者，确定不同的教学目标，设置不同的路径，分层发展，使不同层次的瑜伽练习者均能在不同程度上学有所成。教师课前要了解瑜伽练习者的基本情况，特别是有特殊情况的瑜伽练习者，在安排练习时，必须有针对性地进行指导。不同的瑜伽练习者在完成某些体式的时候会存在不同的问题，无论教授的是初、中级瑜伽课程还是高级瑜伽课程，教师都要给出一些体式的变化，并告知瑜伽练习者安全练习的具体原则，从而适应不同瑜伽练习者的不同需求，使得课程既为全体瑜伽练习者共享，也可以成为每一个瑜伽练习者的独享。教学过程中，要做到因人而异、区别对待、不强求一致，因为每个人的锻炼耐受力和锻炼的适应性是不完全相同的，教师在练习过程中要根据个体的体质状况提要求、定计划，以满足不同需求。

4.全面性原则

健身要从人的整体出发，全面锻炼和发展身体的各个部位。人体各器官系统、各种身心素质和活动能力是相互联系、相互促进、相互制约的。而健身的主要目的是促进整个机体的协调发展，提高人的身心健康水平，瑜伽练习同样如此。有些人为了保持身材，只是单纯练习针对身体某个部位的动作，这样就失去了"整体发展"的意义。身体是个大家庭，每个部位所承受的工作强度是有限的，不应让某个部位工作太多，而其他部位长期休假，这样会使身体的各个部位失去平衡，从而给身体造成不必要的伤害。因此，要注重身体发展的全面性，从整体出发，合理地编排瑜伽课程。

（四）瑜伽课程编排要求

1.把握整体

瑜伽课程编排应本着"以人的全面、健康和可持续发展为本"的教育理念，既要照顾课程内容的深度，也要考虑课程内容的广度，促进瑜伽练习者身心健康发展，提高其社会适应能力。

2.注重局部

瑜伽练习者对瑜伽课程的适应性表现在两个方面，即课程内容的难度与课程实施的难度。课程内容的难度是由课程内容本身决定的；课程实施的难度是能否使所授内容按照要求达到完美。在瑜伽课程的编排中，瑜伽练习者的情况千差万别，这就需要教师在把握整体教学的基础上，根据不同对象采取不同的设计内容，区别对待课堂中存在特殊情况的瑜伽练习者。

第三节　不同群体瑜伽课程设计

随着人们健康意识的增强和对瑜伽认知的提高，越来越多的人开始练习瑜伽，但是不同的人群练习瑜伽的目的和原因也都相同，总结其目的和原因大致可归纳为以下五类：

第一，为了减肥、塑体、美颜。这类人群约占 70%。

第二，为了减缓压力。这类人群约占 10%。

第三，为了治疗、保健。这类人群约占 10%。

第四，为了健身、健美。这类人群约占 7%。

第五，觉得瑜伽时髦，感到好奇。这类人群约占 3%。

为了更好地达到练习瑜伽的目的，需要针对不同的练习人群设计不同的瑜伽课程。

一、塑形瑜伽课程设计

对于体重指数正常、身材比例失常的瑜伽练习者，他们练习瑜伽的原因更多的是塑身。

（一）体形不良的成因

1.器质性原因

先天性的脊柱侧弯属于器质性不良，瑜伽练习只是物理疗法，并不能恢复体形。若想恢复体形，需经医学矫正。

2.功能性原因

站姿不正确使骨盆长期处于非中立位，会出现上下交叉综合征，经过调整可以恢复。

（二）针对体形不良成因的瑜伽课程设计

1.呼吸练习

排出体内废气的呼吸、胸式呼吸、圣光呼吸、风箱调息、清理经络调息。

2.体式练习

太阳礼、树式、船式、牛面式、桥式平衡、肩立式等。

3.洁净练习

商卡普拉莎拉那清毒。

4.收束练习

收腹收束、大收束。

二、纤体瑜伽课程设计

有很多人将减肥和减重混为一谈，为了有意识地将这两个概念区分开，所以将这种瑜伽课程设计命名为纤体瑜伽，而不是减肥瑜伽。有专家指出，肥胖将成为 21 世纪威胁人类健康和生活满意度的最大敌人。肥胖会引发诸如心脑血管疾病、糖尿病、胆囊炎等一系列疾病。

（一）肥胖的成因

1.遗传方面

家族具有肥胖基因。

2.生活习惯方面

多静少动，餐后很快入睡。缺乏体力劳动，不喜欢做运动。

3.内分泌方面

压力或药物所导致的内分泌失调。

（二）针对肥胖成因的瑜伽课程设计

1.呼吸练习

排出体内废气的呼吸、风箱调息、清理经络调息。

2.体式练习

太阳礼、眼镜蛇式、犁式、鱼式等。

3.洁净练习

商卡普拉莎拉那清毒。

4.收束练习

收腹收束、收颌收束、根锁。

三、减压瑜伽课程设计

由于方方面面的原因，人们面临着越来越多的压力，这些压力时时刻刻都在挑战着人们的心理极限。长此以往，压力所导致的生理性疾病（如肠胃不适、皮肤过敏、呼吸道疾病、心血管疾病等）也随之而来。练习瑜伽成了人们减压的一种有效方式。

（一）压力的成因

压力是一种主观感受，是一种身心反应，是个体对具有威胁性的刺激环境一时无法摆脱的被压迫的感觉。运动生理学告诉我们，肾上腺、甲状腺、神经系统可以在身心调节方面发挥着巨大作用。

（二）针对压力成因的瑜伽课程设计

1.呼吸练习

腹式呼吸、黑蜂呼吸、清凉调息、清理经络调息。

2.体式练习

太阳礼、犁式、鱼式、全弓式、头倒立式等。

3.洁净练习

特拉他卡。

4.收束练习

收颔收束法，收腹收束法。

四、办公室瑜伽课程设计

科技进步导致的资讯饱和、工作过量和工作不稳定等，使人莫名其妙地烦恼、没有精神、思维迟钝，严重者易患抑郁症，甚至还可能产生自杀的念头。这些原因促使"办公室一族"成为练习瑜伽的固定人群。

（一）办公室综合征的成因

第一，长时间盯着电脑屏幕，引发眼睛不适和头痛。

第二，办公室通风不畅，导致人大脑缺氧、情绪烦躁。

第三，满室的电脑、复印机不停地工作，产生的废气易引发头痛等病症。

第四，久坐会使颈、肩、腰、背过度负重、受损，从而导致颈、肩、腰、背的酸痛，以及便秘。

（二）针对办公室综合征的瑜伽课程设计

1.呼吸练习

完全瑜伽呼吸、喉呼吸、清理经络调息、清凉调息。

2.体式练习

太阳礼、树式、山式、牛面式、眼镜蛇式、蝗虫式、犁式、鱼式等。

3.洁净练习

商卡普拉莎拉那清毒、涅悌、特拉他卡。

4.收束练习

收腹收束、收颔收束、根锁。

五、站立工作者瑜伽课程设计

长期站立的工作者以处于长期站立、用嗓过度的工作状态中的交警、教师、销售人员为主。

（一）长期站立不适的成因

由于长期站立，颈椎、脊柱及腰椎承受了身体很大的压力，导致腿部血液流通不畅、肌肉长时间受到压迫，这很容易造成脊柱错位，颈椎、腰椎疼痛，静脉曲张，扁平足等。

（二）针对站立不适成因的瑜伽课程设计

1.呼吸练习

喉呼吸、黑蜂呼吸、清理经络调息、清凉调息。

2.体式练习

拜日式、腰转动式、风吹树式、脊柱扭动式、鱼式、犁式、头倒立式。

3.洁净练习

清火功、涅悌、特拉他卡。

4.收束练习

收腹收束、根锁。

六、孕妇瑜伽课程设计

孕妇在妊娠期的物质准备是必不可少的，要提前调整好膳食结构。另外，要有做妈妈的责任心，明确要承担的事情，为宝宝在妈妈体内健康快乐地成长打好基础。孕妇良好的呼吸和消化可以为宝宝提供充足的营养。针对以上几点，孕妇瑜伽课程设计如下：

1.呼吸练习

腹式呼吸、胸式呼吸、锁骨呼吸、完全呼吸、喉呼吸。

2.体式练习

花环式、英雄式、山式、猫式、眼镜蛇式、蝗虫式、船式、蹬自行车式等。

3.洁净练习

涅悌。

4.收束练习

根锁。

七、针对常见疾病的瑜伽课程设计

瑜伽作为一种有效的物理治疗法，对很多疾病的康复和辅助治疗有显著的效果。需要注意的是，瑜伽不能代替医疗，有严重疾病的人还是要听从医生的建议。

（一）呼吸道疾病

以咳嗽为例。咳嗽是机体的一种保护性反射动作，但是频繁且剧烈的咳嗽会影响休息和睡眠，危害身体健康。瑜伽体位中的狮子式是有效预防、制止咳嗽的方法。张大口伸出舌头，舌根会受到牵引，唾液腺荷尔蒙的分泌会逐渐旺盛，从而增加食欲，快速地恢复体力。

（二）心血管系统疾病

心血管系统由心脏、血液和无数血管组成。拜日式对改善心血管疾病具有良好的作用。拜日式能刺激心脏，促进身体循环，改善血压过低的状况，使血压恢复正常。做拜日式时，头部、心脏和腿部方位的改变能刺激心血管系统的反射，保持人体元气的稳定性。

（三）神经内分泌系统疾病

常见的神经内分泌系统疾病有骨质疏松、糖尿病、失眠、头痛等。弓式可以使身体得到更新和舒展，增强手臂、腰部、双腿和脚踝的力量，增强生命力和活力，有助于平衡内分泌系统。

第五章 瑜伽基本技巧教学

瑜伽是一项具有极强的健身性和健心性特点的运动。为了让瑜伽练习者掌握正确的瑜伽学练技巧和方法，减少不科学的练习给身体造成的负面影响，教师在瑜伽课程中一定要加入呼吸、冥想与放松法等教学内容。在进行瑜伽运动的过程中，只有将体位与呼吸、冥想、放松等有机结合起来，才能够获得较好的效果。

第一节 瑜伽课呼吸法教学

一、瑜伽呼吸的概念

呼吸是瑜伽运动中非常重要的一个内容。瑜伽呼吸与一般的呼吸不同，它会有意识地延长吸气、屏气、呼气的时间。瑜伽理论认为，吸气是接受宇宙能量的动作，屏气是使宇宙能量活化的动作，呼气是可以排出体内废气和浊气，去除一切思考和情感的动作。

二、瑜伽呼吸的作用

呼吸是人类生命存在的象征。对于瑜伽而言，呼吸是紧密联系肉体和精神的重要纽带。良好的呼吸不仅能帮助瑜伽练习者更快地进入练习状态，并代谢掉身体中的废气，从而聚集更多的生命能量，还能使瑜伽练习者达到身心的和谐状态。

大多数瑜伽练习者认为，呼吸是个体从宇宙中吸取生命之气的过程，而人的健康活力就是由身体中的生命之气所决定的。现代社会，空气质量较差，空气含氧量逐渐减少，污染物含量不断增加，人的心肺功能的负担越来越重。因此，瑜伽练习者在学习瑜伽的过程中，一定要掌握正确的、科学的呼吸。

三、常见的瑜伽呼吸法

（一）自然呼吸法

自然呼吸法是一种最基本的呼吸方法。根据阿努萨拉瑜伽的创立者约翰·弗兰德的说法，自然呼吸法的具体操作如下：

第一，吸气，锁骨上升，上臂向外旋转，骨盆底扩张、下降。

第二，呼气，锁骨下降，上臂向内旋转，骨盆底收缩、上升。

自然呼吸法不仅能引起个体腹部的自然起伏，还能使人感觉到能量在体内流动。

（二）口呼吸法

口呼吸法是通过口部进行呼吸的方法。这种方法的具体操作如下：

第一，捏住鼻子，深吸一口气，使口中充满空气。

第二，抬头，松开拇指，用鼻孔呼气。

口呼吸法能够增强瑜伽练习者的肺活量，集中能量，刺激精神系统。

指导要点：瑜伽初学者在练习口呼吸时，可在吸气时用两手拇指按鼻子两侧，以便做出正确的呼吸动作。

（三）喉呼吸法

喉呼吸法，也称"胜利式呼吸法"。瑜伽练习者可以在任何时候、任何姿势下采用喉呼吸法，因此喉呼吸法被认为是瑜伽练习者的第二天性。喉呼吸的周期可分为以下四个阶段：

吸气阶段。吸气时让空气一直到达身体下部，然后再慢慢到锁骨。

悬息阶段。吸气完成，呼气尚未开始，呼吸暂停。

呼气阶段。气流从身体上部呼出，逐渐排空身体中的气体。

屏息阶段。本次呼吸完成，下次吸气还未开始。

喉呼吸法的具体操作如下：

第一，采用坐姿，挺直背部，拉伸脊柱。需要注意的是，放松身体不等于懒散，眼睛盯着地面或闭上眼睛。

第二，嘴巴打开，将注意力集中到呼吸上，慢慢吸气的同时收缩喉头，关闭部分声门。正确的吸气动作会让瑜伽练习者在吸气时听到像"萨"的声音，这是一种轻柔且响亮的体内共鸣，从喉部响至心脏。

第三，嘴巴闭合，将注意力转移到喉部，慢慢呼气的同时收缩喉头，关闭部分声门。正确的呼气动作会让瑜伽练习者在呼气时听到像"哈"的声音，从心脏响至喉部。

这种呼吸方法多是瑜伽练习者在疲倦状态下采用的呼吸方法。它能促使人的心灵和神经系统平静，改善失眠，防治高血压。

指导要点：在采用喉呼吸法呼吸时，瑜伽练习者要使用双鼻孔吸气和呼气，吸气和呼气的过程中，感觉气流轻轻地擦过喉管后部。

（四）锁骨呼吸法

锁骨呼吸法是指瑜伽练习者依靠胸腔来进行呼吸的方法。锁骨呼吸法的具体操作如下：

第一，呼吸开始前，先将双手放于锁骨两侧，身体完全放松。

第二，吸气，保持腹部和胸廓始终处于收缩状态，感觉双手被锁骨推起。

第三，呼气，保持腹部和胸廓的持续收缩，感觉双手和锁骨慢慢回落。

第四，吸气四拍，呼气四拍。

锁骨呼吸法能彻底净化和增强肺部。而且，正确的锁骨呼吸可为瑜伽练习者进一步形成全肺呼吸奠定良好的基础。

指导要点：在采用锁骨呼吸法呼吸时，瑜伽练习者一定要将注意力集中在呼吸上，感受锁骨的起落和胸腹的收缩。

（五）胸式呼吸法

胸式呼吸法，又称"肋间肌呼吸法"，是人体自然呼吸的一种主要方式。在练习瑜伽时，任何瑜伽坐姿或仰卧放松都可以采用胸式呼吸法。胸式呼吸法的具体操作如下：

第一，采用任何一种瑜伽坐姿坐好，将双手放在身体第12肋的两侧，放松身体，骨盆处于中立位。

第二，缓缓收缩腹部，并慢慢吸气。

第三，在保证腹腔壁内收的前提下，感觉胸廓下部正逐渐升高，肋骨像手风琴那样向两侧推出。

第四，呼气，感觉推出的腹腔壁开始持续内收。

第五，吸气四拍，呼气四拍。

胸式呼吸法不仅能增强腹肌肌力，还能镇静心脏，净化血液。此外，胸式呼吸法在改善身体血液循环方面也有着重要作用。

指导要点：采用胸式呼吸法进行呼吸时，瑜伽练习者在整个呼吸过程中要始终保持腹部收缩，不能让腹部扩张，以免把空气直接吸入胸部、喉咙及支气管。

（六）腹式呼吸法

腹式呼吸法，又称"横膈呼吸法"，是一种非常安全且有效的呼吸方法。腹式呼吸法的具体操作如下：

第一，将双手放在脐部，放松身体。

第二，吸气，感觉横膈下沉，并带动腹内的各种脏器一起下沉。

第三，呼气，横膈渐渐复位，小腹回落。瑜伽练习者要慢慢地、深深地呼吸，肋骨向下并向内收。体内空气要呼尽时，双手微向下施压。

第四，吸气四拍，呼气四拍。

在瑜伽的练习中，腹式呼吸法不仅可以调节瑜伽练习者的循环系统、呼吸系统、压力系统，还可以按摩腹部器官，促使内脏腺体正常分泌激素。所以，腹式呼吸法特别适合瑜伽初学者使用。

指导要点：采用腹式呼吸法进行呼吸时，瑜伽练习者不管是吸气还是呼气，都要彻底、完全，尤其是呼气，必须将肺底残留的气体全部呼尽。

（七）全肺呼吸法

全肺呼吸法，又称"完全式呼吸法"，是把锁骨呼吸法、胸式呼吸法和腹式呼吸法完美结合起来的一种呼吸方法。全肺呼吸法的具体操作如下：

第一，吸气，直至肋骨扩张，小腹自然隆起，保持体征。瑜伽练习者吸气时，是把空气吸入到肺的底部，腹部区域隆起，慢慢地，空气逐渐充满肺的中部、上部，锁骨上推，稍耸肩。

第二，呼气，肩放平，锁骨下移，小腹内收并上提。需要注意的是，呼气时先放松胸部，然后放松腹部，把气吐尽，最后有意识地向内收紧腹肌，收缩肺部。

第三，吸气四拍，呼气四拍。

全肺呼吸法能将人体内所需的氧气进行有效的交换，加强人体内"废气物"的排泄，增强人的肺活量和耐力。同时，全肺呼吸法还具有按摩内脏器官，减慢心率，滋养身体，平稳心率，净化心境的作用。

指导要点：采用全肺呼吸法进行呼吸时，瑜伽练习者的整个呼吸过程要流畅、自然，像一个波浪轻轻从腹部到胸膛中部，再到胸膛上半部，然后慢慢减弱，最后消失。

（八）风箱呼吸法

风箱呼吸法，是指空气通过鼻孔进入再排出肺部的呼吸方法。瑜伽练习者可以采用任何瑜伽坐姿来进行风箱呼吸。风箱呼吸法的具体操作如下：

第一，用拇指按住右鼻孔，左鼻孔用腹式呼吸法快速呼吸 20 次。

第二，在第 20 次呼吸结束时，闭住双鼻孔，保持内悬息，做收颌收束和会阴收束。屏息时间为 3～5 秒。

第三，缓缓解开所有收束，采用喉呼吸，用双鼻孔慢慢地呼气。

第四，用右鼻孔重复以上过程。

第五，双手契合，或以轻安自在心式将双手放在两膝之上。

第六，用双鼻孔一起做 20 次腹式呼吸，要求呼吸节奏清晰、急速有力。

第七，20 次腹式呼吸结束后，重复第二个步骤。

第八，呼气，排出肺部气体。

长期采用风箱呼吸法，可保养肝、脾、胰等机体内脏，增强腹肌，清洁肺和鼻窦，改善消化系统，强化神经系统。此外，风箱呼吸法还具有增加内热、引燃内火、燃烧毒素、减轻体重的功效。

指导要点：采用风箱呼吸法进行呼吸时，瑜伽练习者在开始吸气时，应采用喉呼吸法，慢慢地呼气；呼吸结束时，应缓缓解开所有收束。整个过程就像风箱借助力将空气缓缓吸入，然后再缓缓排出。

（九）黑蜂呼吸法

瑜伽练习者在练习黑蜂呼吸法时，感觉上腭和头部正中有一根空心"管子"，鼻腔同这根"管子"会产生共鸣，并发出"嗡嗡"声，犹如黑蜂发出的声音，这种呼吸方法就是黑蜂呼吸法。黑蜂呼吸法的具体操作如下：

第一，吸气，将全肺呼吸和喉呼吸相结合，发出打鼾的声音。

第二，呼气，在鼻腔与上颚和头部正中"管子"产生共鸣的状态下发出平稳的"嗡嗡"声。

第三，练习 10～15 次。

瑜伽练习者一般在冥想或睡前采用黑蜂呼吸法练习，它能给人的大脑提供一定的声波按摩，具有缓解失眠、焦虑和精神压力的作用。

指导要点：采用黑蜂呼吸法进行呼吸时，瑜伽练习者要注意保持鼻腔与上腭和头部正中"管子"产生共鸣的状态。

（十）净化呼吸法

净化呼吸法，是一种能净化人体废气，带走身体废物的呼吸方法。净化呼吸法的具体操作如下：

第一，采用站姿，双脚间距与髋同宽，用鼻子慢慢吸气。

第二，吸气结束后，嘴唇紧闭，屏息约 4 秒。

第三，用嘴呼气。嘴唇留出一条小缝，使气体从这个缝隙呼出，直到彻底呼尽。

净化呼吸法具有增强血液内含氧量，净化和加强呼吸系统的作用。

指导要点：采用净化呼吸法进行呼吸时，应在不引起肺部组织疲劳的前提下进行，练习过程中可结合个人能力反复进行。

（十一）生命力呼吸法

生命力呼吸法是依据一种特殊理论（右鼻孔为太阳的鼻孔，吸气时产生热能和激情；左鼻孔为月亮的鼻孔，吸气时产生寒冷和镇定）进行呼吸的方法。瑜伽练习者可以有意识地用左右鼻孔交替呼吸。生命力呼吸法的具体操作如下：

第一，按住左鼻孔，用右鼻孔慢慢吸气。

第二，屏息，直到身体感觉有压力。

第三，按住右鼻孔，用左鼻孔慢慢呼气。需要注意的是，呼气的时间要比之前吸气的时间长。

生命力呼吸法能对人体的交感神经产生刺激，使身体产生热量，具有平衡体温、改善人的消化能力、控制新陈代谢的作用。

指导要点：采用生命力呼吸法进行呼吸时，瑜伽练习者在整个呼吸过程中是否屏息应根据其对呼吸的掌控程度而定，瑜伽初学者仅可重复 5 次，随着练习次数的增加，可逐渐增至 7 次。此外，患有肺部疾病、心脏病和高血压的人不能屏息。

（十二）清凉调息法

清凉调息法是一种能促使全身平静的呼吸法。它用嘴巴吸气，再通过鼻孔徐徐呼气。清凉调息法的具体操作如下：

第一，采用坐姿，双手自然放于两膝上。

第二，张嘴，舌头沿下唇向外伸出 3 厘米左右，两侧向中间卷起，形成一管状。

第三，吸气，气体通过舌头形成的管道缓慢地吸入，发出"咝咝"声，瑜伽练习者会感觉清凉的空气经过舌头沿气管向下送。

第四，收回舌头，闭上嘴巴，屏气 4 秒左右。

第五，用喉呼吸的方式慢慢呼气。

清凉调息法不仅能促进生命之气在全身流通，而且对肝脏、脾脏和胆囊的健康有着重要的促进作用。另外，清凉调息法还能增强消化能力，解渴，洁净血液，放松各肌肉群，使人感到全身清凉，从而产生宁静安详之感。因此，清凉调息法特别适合在夏天练习。

指导要点：采用清凉调息法进行呼吸时，瑜伽练习者应先放松身体，最好在空腹的情况下进行。有两点需要注意：①如果不能将舌头卷起，可将舌尖和嘴唇贴放在牙齿上，留一条狭窄的缝隙吸气；②每次练习最好不超过 10 个回合。

（十三）圣光调息法

圣光调息法，又被称为"前脑净洁功"，因为它是哈他六业清洁系统中卡帕尔·巴悌的一种。作为一种呼吸法，它的重点在用力呼气上。圣光调息法的具体操作如下：

第一，采用一种舒适的瑜伽坐姿，双手契合。

第二，吸气，做腹式呼吸，要求缓慢、自然。

第三，腹肌轻轻用力，然后突然向脊柱收缩，横膈向胸腔收缩，小腹内收上提，用鼻子被动呼气。如上动作反复 20 次左右。

第四，在进行最后一次呼气时，瑜伽练习者要彻底呼出肺内空气，配合外悬息做大收束法。

第五，解除大收束，吸气，要求缓慢、自然。

圣光调息法的作用有很多，具体可归纳为以下几点：

第一，有助于排出瑜伽练习者体内的毒素，强化其呼吸系统和神经系统的功能，改善面部光泽。

第二，有助于净化瑜伽练习者的血液。

第三，有助于刺激瑜伽练习者消化系统，增加胃口。

第四，增强瑜伽练习者的力量。

第五，促使瑜伽练习者思维清晰敏捷、心灵沉静，散发和释放内在之美。

指导要点：采用圣光调息法进行呼吸时，瑜伽练习者在呼吸过程中应始终保持身体放松，尤其是面部和双肩，腹肌不要过度用力，更不要因呼吸使身体震颤或面部扭曲。呼吸过程中，瑜伽练习者一旦出现疲劳或眩晕，应立刻停止练习。此外，患有高血压、低血压或心脏和肺部疾病的人禁止练习该方法。

四、瑜伽呼吸的注意事项

虽然不同的呼吸方法有不同的注意事项，但是总体而言，瑜伽呼吸要注意以下几点：

第一，空腹状态下进行呼吸练习。空腹并不等于饥饿。如果吃饭，那么至少在饭后3个小时后进行练习。

第二，穿宽松的衣服，如果可以，最好不穿内衣。

第三，尽量选择干净、安静的场所，关掉电话，以免被突然打扰。

第四，最好在空气流通的自然环境中进行呼吸练习，练习过程中不要吹空调。

第五，要量力而行，适可而止，不要强迫自己练习。练习中如果感到头晕不适，应立即停下，并进行放松练习。

第二节　瑜伽课冥想法教学

一、瑜伽冥想的概念

冥想最早来源于佛教和印度教的精神训练。相关研究表明，3000 多年前就有人开始练习冥想了。学术界虽然有很多专家对冥想进行过界定，但目前都没有形成一个统一的说法。

冥想是一种自我控制的心理调整方法，通过调节认知、情绪、行为等，达到生物学效应。冥想通常用于平静思绪、放松身体，使人们变得幸福、平静和安详。这种解释受到了较多人的认同。

梵文中有"戈斯瓦米"一词，是指一个成了心灵主人的人。这种人可以控制自己的心灵，彻底清除一切物质欲望，进入超然存在的境界。戈斯瓦米若想实现入定境界，获得解脱，就需要进行冥想。因此，瑜伽冥想就是一种能够让人们克服种种物质欲望的方法。

在现代生活中，提到"冥想"一词时，人们大多都会将其与瑜伽联系起来。冥想是瑜伽运动中极为重要的一个技法，是一种趋于内在的事物，并没有直观的表现反映，但却真实地存在，并对瑜伽练习者本身及其练习产生了一定的作用。例如，它能使瑜伽练习者心态平和，从而增强人体免疫系统的功能；它能帮助瑜伽练习者改掉很多有害健康的坏习惯，如吸烟、喝酒等；它能帮助瑜伽练习者找回自我，聆听自己内心的声音，保持精神愉悦。

所以，在高校瑜伽课程中，必须有冥想法的教学内容。

二、瑜伽冥想的坐姿

"坐"本是人们日常生活中一种基本身体姿态，但是在瑜伽中，坐是有很大学问的。瑜伽运动中的"坐"在日常正确坐姿的基础上强调良好性、稳定性和舒适性。这种坐姿是进行瑜伽冥想的基本体位。

瑜伽冥想的坐姿有很多，较为常见的有简易坐、至善坐、莲花坐、半莲花坐等。这几种坐姿都是练习瑜伽冥想，甚至是其他瑜伽技巧的重要坐姿。

简易坐是最简单、最适合瑜伽初学者的一种坐姿，而莲花坐更适用于高级的瑜伽练习者。冥想之前，瑜伽练习者应先选择一个适合自己的舒适坐姿，可以坐在椅垫或叠好的被子上，然后让身体保持一段时间的静止和稳定。

坐好之后，瑜伽练习者可按照以下步骤调整身体：

第一，轻微收腹，尽量将背挺直，使脊椎骨轻松地伸展到头部下端，但身体其他部位不会感到紧张。

第二，臀部坐稳，脊背挺直，保持身体基部的平衡与稳定。

第三，放松双腿和髋部，双膝自然地靠近地面。

第四，拉伸脊柱，打开前胸，保持背部挺立。

第五，放松肩部，双臂下垂，双手放在膝盖上。

第六，放松面部和下巴，并将下巴微微向下内收，拉伸颈后部。

第七，目光柔和，闭上双眼，将注意力放在自然流动的呼吸气流上。

静坐时，瑜伽练习者要使思维纯净，一旦发现思维受到了外部干扰，可以对外部干扰进行简单的、表面的观察，切记不要过分思考和关注。此时，瑜伽练习者可以通过吸气的方式将所有杂念都吸收进来，然后用呼气的方式缓慢地将它排出体外，这样不仅能清理思想，还能更好地集中注意力。经过一段时间的静坐练习后，瑜伽练习者的思维可凝聚在一点上，这时就可以进行冥想了。

三、瑜伽冥想的注意力

在瑜伽冥想过程中，集中注意力是非常重要的。瑜伽初学者可以将注意力集中在呼吸或一个目标上，以促进自己尽快进入冥想状态。

（一）把注意力放在呼吸上

在练习瑜伽冥想时，教师一般会要求瑜伽练习者时刻关注自己的呼吸状况，如深浅、频率等，但不要刻意改变呼吸运行的方式，这是因为教师想让瑜伽练习者尽量把全部的注意力集中在呼吸上。把注意力集中在呼吸上可以有效帮助瑜伽练习者稳定情绪，保持大脑的清醒，并释放由焦虑和疑惑引起的精神压力。

瑜伽冥想过程中，瑜伽练习者需要用鼻子完成呼吸过程。需要注意的是，瑜伽练习者的注意力应该在呼气上，而不是吸气上。在呼气结束准备再吸气的瞬间，要努力释放自己体内所有的压力、思绪、情绪与负能量。

要想轻松地将注意力放在呼吸上，瑜伽练习者可在呼吸过程中数呼吸的次数，如果中间有新的想法出现，则从头开始数起。

（二）把注意力放在一个目标上

把注意力放在一个目标上能够将瑜伽练习者的思维凝聚起来。这个目标通常为一个实物，比如，一根点燃的蜡烛或摆动的怀表等。把注意力放在一个特定的目标上，不仅对瑜伽练习者的眼睛有很大的益处，对治疗近视也有一定的帮助作用。如果在睡前进行练习，还可以很好地促进睡眠，消除失眠症。

目标物体是不能随意摆放的。目标物体的最佳摆放位置是距离瑜伽练习者半米的位置，背部挺直时，物体刚好在眼前稍偏下一点。物体千万不要放在与瑜伽练习者眼睛平行的位置上。

对于瑜伽练习者来说，眼睛要紧盯实物，一旦发现自己走神，就要把注意力重新集中到物体上，保持几分钟，然后闭上双眼，在感觉到舒适和稳定后，再睁开双眼，专注地凝视物体，尽量不眨眼睛。这一过程可以反复进行，间隔的时间应保持在 1 分钟以上。

四、常见的瑜伽冥想法

目前，人们探索出的瑜伽冥想方法已经有很多，最为常见的是呼吸冥想法、移动冥想法、语音冥想法、生物反馈冥想法和意念冥想法等。每种冥想方法都自己的特点。

（一）呼吸冥想法

瑜伽呼吸冥想法，是指瑜伽练习者通过想象、看见和感受气体在鼻孔呼出呼入或者腹部的鼓起和收缩，将意念专注于呼吸，进而慢慢地进入冥想状态的方法。

（二）移动冥想法

瑜伽移动冥想法，是指瑜伽练习者将注意力集中在身体上，以进入冥想状态的方法。采用这种方法时，瑜伽练习者一定要将注意力完全集中在身体的某种姿势带来的感觉上，使身心获得舒适。

这种冥想方法与瑜伽其他冥想方法相比，简单易学，且更容易使瑜伽练习者体会冥想的奥妙，因此更加适合瑜伽初学者或者性格较为活泼的瑜伽练习者。在身心兼修的练习中，瑜伽体位法、太极拳等都属于移动冥想。

（三）语音冥想法

瑜伽语音冥想法，是指瑜伽练习者在专注呼吸的基础上，反复发出"om"的声音，吸气和呼气时各一遍。"om"是一个古老的语音，也是一切语音的根基。印度瑜伽师对它的解释是，这个语音就像我们闭着嘴巴发出的"home（家）"，如果经常发出这个语音，人就会产生一种归属感。

"om"被分成"ao""ou""en"三个音节，发音不同，人体感觉也不同，具体内容如下：

第一，发"ao"的音时，感觉声音在人体的腹部震动。

第二，发"ou"的音时，感觉声音在人体的胸腔震动。

第三，发"en"的音时，感觉声音在人体的头颅震动。

瑜伽练习者在进行语音冥想练习时，要让"ao""ou""en"三个音节不间断地连续发出，还要使后面的音节长于前面的音节。反复尝试"om"的语音练习，能够有效地平定情绪、净化大脑，瑜伽练习者可以感觉到整个身体充满了安静的力量和平和的心态。

瑜伽练习者采用语音冥想法时，为了更快地进入冥想状态，要在脑海里不断思考这些语音，并反复听录音或大声唱诵。总之，就是要将注意力集中到听觉器官上，做到全心聆听和感悟。

（四）生物反馈冥想法

瑜伽生物反馈冥想法是一种物理形式的冥想方法。它与脑波有关，一些心理学家检测发现，冥想者的脑波为 α 波。因此，可以通过外力将瑜伽练习者的脑波调至 α 波，从而进入冥想状态。这种冥想方法是近几年才兴起的。

生物反馈冥想法的使用步骤如下：

第一，让瑜伽练习者进行放松训练，从而减轻或消除紧张，使身体逐渐放松。

第二，通过生物反馈仪，将其脑波调至 α 波，使其彻底放松下来，逐渐进入冥想状态。

目前，生物反馈冥想法在实际生活中应用得较少，也不推荐。

（五）意念冥想法

瑜伽意念冥想法，是指瑜伽练习者通过意念引导进入冥想状态的一种有效方法。这种意念引导可以是自我意念（设定环境将意识集中，从而进入冥想状态）引导，也可以根据教师的引导词逐渐进入冥想状态。例如，瑜伽练习者可以想象自己站在广阔的大海边，此时海风徐徐，温暖而舒适，瑜伽练习者在想象过程中匀速呼吸，吸气时感受海浪翻卷给自己带来的崭新白色能量，呼气时感受海潮退却，在一呼一吸间可以带走自己身上的不适与负能量。

在设定情景时需要注意：意念引导要与瑜伽练习者的个性相结合，力求想象一些美丽的景象或是与性格相反的场景，这样会对冥想效果更为有利。例如，性格豪放的瑜伽练习者应想象小桥流水、雨巷丁香等细腻的景象；多愁善感的瑜伽练习者应想象大海群山、雪野草原等辽阔的景象。这种反差往往能有效地完善瑜伽练习者的性格。

五、瑜伽冥想的注意事项

瑜伽冥想并不是一件非常容易的事，要想真正地学会冥想，应当注意以下事项：

第一，在练习冥想之前，最好排空肠和膀胱，饭后和洗浴后不要立刻进行练习。这样往往能取得理想的冥想效果。

第二，在练习冥想之前，先用 5 分钟进行气息调节。顺畅和平稳的气息能使大脑和身体获得安静。

第三，冥想开始后，不要过多关注练习的时间，可以随着练习时间的加长，逐渐增强自己的忍耐力。

第四，开始练习时，大脑要检查全身的状态，让身体完全放松下来，尤其是面部的状态。

第五，结合多种瑜伽技术进行冥想时，要时刻保持身体的放松状态，让眼睛或大脑专注于某个物体或想法。

第六，冥想练习初期，瑜伽练习者会被很多"杂念"干扰，这是正常现象，不要对此感到懊恼和烦躁。正确的做法是让这些想法从自己脑海中流过，慢慢地将注意力转回到原定的主题目标上。

第七，冥想过程中，四肢会有酥麻感或沉重感，偶有头晕或头部发麻、发胀的感觉，身体有痒、颤动或温热感，这是因为气的聚集或运行，属于正常现象。除上述情况以外，若感觉任何不适，应停止练习，睁大双眼使自己完全清醒过来。

第八，瑜伽冥想的方法有很多，不管采用哪种冥想方法，都要做到一个要求，就是把注意力集中到某一特定的对象上。虽然看起来并不难做，但实际上并没有想象中那么简单。因此，瑜伽练习者应该熟练掌握这些根本的练习方法。

第九，尽量在每天的相同时间安排冥想练习，最好是早上刚起床或睡前。晨起精神好，效果佳；睡前可消除疲劳，提高睡眠质量。

第三节　瑜伽课睡眠法教学

一、瑜伽睡眠的概念

瑜伽睡眠是一种非常有效的放松身体的方法。它通常也被称为"心灵的睡眠"，瑜伽睡眠与一般意义上的睡眠有着根本的不同，它可以帮助瑜伽练习者恢复肌体和精神，具有缓解失眠、心脏病、高（低）血压和呼吸系统疾病的功效。在练习瑜伽睡眠的过程中，瑜伽练习者看似睡着了，其实并没有，他们的意识正在一个更深层次的觉醒状态下活动。因此，瑜伽睡眠往往比一般意义上的睡眠更能使人恢复精力。有研究称，1 小时的瑜伽睡眠相当于 4 小时的普通睡眠。

瑜伽睡眠共包含三个阶段：第一阶段，深睡状态。第二阶段，睡眠状态，思想是清醒的。第三阶段，身体、思维休息，思想完全控制身体。

二、常见的瑜伽睡眠方法

（一）训练法

训练法是指有意识地控制瑜伽练习者的生理和心理活动，通过降低瑜伽练习者的唤醒水平来进入睡眠境界的方法。该方法可以有效地改善机体紊乱。

在瑜伽睡眠法训练中，训练法主要是通过调整瑜伽姿势、呼吸、意念，以达到一种松、静、自然的放松状态，具有调节机体功能、改善心理素质、防治疾病、延年益寿的功效。

（二）诱导法

诱导法是指由瑜伽练习者本人在心中自我诱导，或在教练的带领下（通过引导词描述场景）进行。只有经过系统的练习，瑜伽练习者才可以独自进行，大多数瑜伽练习者还需要教师的帮助。

采用诱导法进行瑜伽睡眠时，多采用三线放松方式。练习过程中，每一条线都应从慢到稍快进行引导，放松三遍，可持续两个多小时。瑜伽休息术的三线具体内容如下：

1.第一线

两手指—两手—两前臂—两上臂—两肩—颈部两侧—头部两侧。

2.第二线

两脚趾—两足背—两小腿前—两大腿前—腹部—胸部—颈部—面部—头顶。

3.第三线

足底—足跟—两小腿后部—两大腿后部—双臀部—腰部—背部—颈项—头后部。

三、常见的瑜伽睡眠体式

（一）仰卧式

仰卧式是进行瑜伽睡眠最有效的体式。

1.具体操作步骤

（1）准备

仰卧，解开头上的发饰；下巴微收，颈项后侧拉伸靠近地面；闭上双眼，放松全身，平静、自然地呼吸。

（2）手位

手臂放在身体两侧斜向下，掌心朝上，手指半屈。

（3）体位

腰部展开，臀部稍向外移动；大腿、膝盖和双脚都微微地外翻，让全身自然下沉。

2.健身功效

在所有睡姿中，仰卧是最理想的，它可以提高睡眠质量。因此，采用仰卧式进行瑜伽睡眠，能让呼吸缓慢顺畅，有助于缓解失眠、神经衰弱、身体机能紊乱等症状，还有助于减缓高血压、心脏病及癌症的发生和恶化。此外，仰卧式瑜伽睡眠还具有安抚神经、平静心灵的作用。

（二）俯卧式

俯卧式是一种给人以全面休息感受的瑜伽睡眠体式。

1.具体操作步骤

（1）准备

俯卧地面，头部轻轻偏向侧面，轻轻地依靠在手臂的侧面；呼吸时，感觉腹部和地面有轻微的挤压感。

（2）手位

下臂相交叉，使一侧的手触及对侧的肩膀，保持肘部在下方。

（3）体位

整个身体放松，双脚并拢，脚尖不动，脚跟外翻，小腿外侧下沉或双脚分开；脚跟朝内，脚尖朝外，大腿膝盖内侧和小腿内侧下沉。

2.健身功效

俯卧式瑜伽睡眠有助于消除颈部的僵硬，治疗落枕。它非常适合含胸驼背、腰椎有疾患的人群练习。此外，它还可以增加人的安全感。

（三）婴儿式

婴儿式是一种模仿胎儿在子宫中的姿势的瑜伽睡眠体式。

1.具体操作步骤

（1）准备

跪在地面，身体前倾，把额头放在地面上。

（2）手位

双臂放在身体两侧，臀部向后坐在脚跟上，手臂在身体两侧完全下沉，手背接触地面。

（3）体位

肩部在膝盖的上方完全下沉。如果臀部很难碰到脚跟，或者身体强烈地前倾，可以将手臂向前伸出去再下沉；如果头部无法接触地面或有眼部疾病，则双手握拳，一个拳头放在另一个拳头上，额头放在两个拳头的上面。

2.健身功效

婴儿式瑜伽睡眠有助于放松瑜伽练习者的整个脊柱、腰部，让神经系统平静。

四、瑜伽睡眠法的注意事项

第一，进行瑜伽睡眠时，要选择安静的环境，避免练习过程中有剧烈声响。此外，光线也不能太强。

第二，室温偏低时，瑜伽练习者应在身体上盖一个毯子。

第三，练习过程中，注意避免直接吹风，夏日练习时应关闭空调及风扇。

第四，在瑜伽睡眠的练习过程中，瑜伽练习者应仔细感受身体各个位置的变化。按从脚至头的顺序，感觉身体的每个部位都在放松。

第五，在瑜伽睡眠的练习过程中，瑜伽练习者要仔细感受呼吸，脉搏、血液循环和能量的流动，身体中宇宙的本质和宇宙的意识。

第六，教师在念诵引导词时，要面带微笑，发音清楚，语调温和、安静，言语间传递出由内至外的平静、安详和喜悦。

第七，在瑜伽睡眠练习过程中，瑜伽练习者应通过积极的精神暗示来控制思维的波动，增加个体积极的潜能。

第八，如果瑜伽练习者在练习过程中睡着了，教师可以通过按摩他头顶百会穴的方式，使其自然醒来。

第九，对于有热或冷、牵拉或僵硬感的瑜伽练习者，教师要关注他们的仰卧放松姿势是否正确、思想是否散漫。

第十，对于患有颈椎疾病，不可以直接进行仰卧训练的瑜伽练习者，可在其脑后放置一个柔软且高度适中的垫子或小枕头。

第四节 瑜伽课收束法教学

一、瑜伽收束法的概念

收束，也可译作"锁"。因此，瑜伽收束法也被称为瑜伽封锁法。在这种封锁法中，"锁"的主要功能是把生命之气普拉那约束在身体的某些部位中，并将其密封起来，形成特定的能量流动通路，或借以形成某种力量，使瑜伽练习者运用和疏导所形成的力量，为身体的重要器官提供养分，从而增加体能和活力，使身体和大脑始终保持良好的活力。

二、常见的瑜伽收束法

（一）收颌收束法

收颌收束法，梵文是"扎兰达拉"，意思是"把下巴紧紧贴在胸膛上"。收颌收束法作为单独的教学课程或练习时，通常放在冥想前。收颌收束法的作用有以下几点：

第一，减缓心跳，按摩甲状腺和甲状旁腺。

第二，减轻身心压力，使身心更为安宁。

第三，控制体重。

1.具体操作步骤

第一，采用全莲花坐、至善坐或其他任何一种瑜伽坐姿。双手采用轻安自在心式放在双膝上，双眼完全闭合或 90%闭合。

第二，采用全肺呼吸法进行呼吸，吸/呼足气后做内悬息或外悬息。

第三，挺直双肘，双手将双膝紧紧地压向地面，双肩稍向前、向上耸起的同时，头部前弯，下巴贴向锁骨。保持姿势，直至不能舒适地悬息。

第四，放松双手、双肩和双臂，慢慢抬头。头摆正时，再次呼/吸气（外悬息后才开始练习的瑜伽学练者慢慢吸气；内悬息后才开始练习的瑜伽学练者慢慢呼气）。

2.练习指导

第一，收颌收束法练习结束后，不要急于改变结束动作，应先保证头部位置得到舒缓的恢复，打开锁后才能慢慢呼吸。

第二，颅内压、血压、血脂、耳压、眼压过高者，以及有心脏疾病的患者禁止进行该练习。

（二）收腹收束法

收腹收束法，是一种把横膈膜从下部腹腔提到胸腔的收束方法。由于收腹收束方法的练习效果非常明显，因此备受瑜伽专业人士和业余人士的推崇。收腹收束法的良好健身作用主要体现在以下几点：

第一，按摩处在胸腹腔内的脏器。

第二，促进肠道蠕动，预防和缓解便秘及其他多种肠道疾病，进而达到改善消化不良等病症的目的。

第三，治疗和改善与肝、脾、胰、肾等腹内脏器及腺体有关的疾病。

第四，调整肾上腺，提高体内的排毒率。

第五，促进太阳神经丛。

第六，防止脂肪在腰腹部堆积，可以塑身美体。

1.具体操作步骤

第一，以山立功站姿站好，两脚分开，略比肩宽；从腰部向前放松弯曲的身体，双膝微微弯曲；双手指尖向内并支撑于膝部，可稍弯双肘用双臂支撑上半身，尽量放松胸腹部。

第二，采用全肺呼吸法，先吸满气，然后彻底呼气，尽量将肺腔内的空气呼尽，感觉肚脐贴向脊柱。停止呼气后，鼻孔迅速且短促地喷气几次，使双肺中不存有积气。

第三，外悬息，做胸式模拟呼吸中的呼气动作，感觉要将所有内脏从口中吐出。

第四，腹肌内收上提，保持姿势2秒。

第五，将腹肌用力向下、向外推放，然后复原。持续外悬息，重复3～5次。

第六，慢慢站直，用鼻孔做有控制的完全瑜伽吸气。稍休息后，重复3次。

2.练习指导

第一，饭后3小时以内不得进行该练习。

第二，练习结束后，不要快速起身吸气。

第三，以下瑜伽练习者禁止进行收腹收束法练习：

患有严重腹部疾病（如胃溃疡、肠溃疡、十二指肠溃疡、慢性阑尾炎等）的瑜伽练习者；孕妇，患有高/低血压、心脏病，以及处于生理期的瑜伽练习者。

（三）会阴收束法

会阴收束法，是指控制会阴部肌肉收缩与舒张的收束方法。它可以刺激和促进中枢神经及交感神经，使下行的阿帕纳气转，从而向上运行。这种收束方法能够防止和治疗便秘、痔疮；保持精力，使生殖腺体重获活力。

常见的瑜伽会阴收束法主要有两种：一种为强式会阴收束法，另一种为微妙式会阴收束法。具体如下：

1.强式会阴收束法

强式会阴收束法主要是对会阴部位（生殖器与肛门之间的区域）施加强大的身体压力，并加以收缩。具体操作步骤如下：

第一，采取至善坐，脚跟紧紧顶住会阴部位。

第二，闭上双眼，放松，保持背部挺直。

第三，悬息，用力收缩会阴。

第四，试图观想脊根气轮收缩的"触发点"。

第五，尽量长时间地保持收缩，放松，恢复呼吸。

需要强调的是，只要有机会，瑜伽练习者就可以尽量多做。

2.微妙式会阴收束法

微妙式会阴收束法只有在瑜伽练习者能够极好地感觉到脊根气轮的"触发点"时才可以进行。因为只有在这种情况下，瑜伽练习者才能够把注意力集中到一点上，并做微妙的肌肉收缩动作。事实证明，微妙式会阴收束法的效果是非常明显的。

3.练习指导

第一，在练习会阴收束法之前，瑜伽练习者应先做几次肛门部肌肉的收缩与舒张（即提肛），并配合适当的呼吸。

第二，处于生理期的女性禁止做这个练习。

（四）大收束法

由于瑜伽在传承的过程中，受到了诸多瑜伽流派创新的影响，因此大收束法的做法有很大差异。为了较为简明地阐述这个收束方法，下面选择了一种不需要按次序观想脉轮的练习方法。该练习综合了上述三个瑜伽收束法的优点，有助于提升生命能量。

1.具体操作步骤

第一，采用至善坐，脚跟紧抵会阴，闭上眼睛，放松，做几次完全瑜伽呼吸。

第二，彻底呼气，做外悬息。

第三，悬息时，放松颈锁、横膈锁和根锁，慢慢吸气。

2.练习指导

第一，采用该练习方法时，不要过度悬息，因为过度悬息会使肺部过于疲劳。

第二，由于该练习是上述三种收束法的组合，因此瑜伽练习者应当在熟练掌握上述三种收束方法后再进行这种收束练习。

第五节 瑜伽课契合法教学

一、瑜伽契合法的概念

瑜伽契合法，又称"象征式"或"程式法"，它是由特定的瑜伽姿势、调息法、收束法和某些集中注意力的方法等组合构成的。一些（可引领能量流动的）瑜伽体位和冥想练习也被归入了瑜伽的契合法。从本质上讲，瑜伽契合法和收束法是相互联系的，二者在瑜伽体式练习中都扮演了决定性的角色。瑜伽契合法能够帮助瑜伽练习者控制自己的感觉意识，将自己的思维集中在某一个特殊的点上。

二、常见的瑜伽契合法

（一）手指契合

手指契合，又称"手的慕达"，是一种可以引导身体能量的流动练习，能进一步完善冥想姿势，使心灵变得更内向、更稳定。在瑜伽运动中，手/手指和手势/手印具有特殊的含义，具体见表5-1。

表5-1 瑜伽手指与手势的含义

手/手指	含义	手势/手印	含义
左手	开始、女性	拇指指尖和食指指尖相对，掌心向上	我融入智慧

手/手指	含义	手势/手印	含义
右手	完成、男性	拇指指尖和食指指尖相对，掌心向下	智慧笼罩我
拇指	自我，代表神	拇指同无名指指尖相触，掌心向下	好运伴我
食指	智慧，代表自我	拇指同无名指指腹相触，掌心向下	悲伤
中指	控制情绪、耐性	无具体手势/手印	无
无名指	完成	无具体手势/手印	无
小指	结合、联系	无具体手势/手印	无

通过表格可以发现，在瑜伽运动中，手势不同，含义也就不同，因此不可以乱做手势。在瑜伽运动中，瑜伽练习者首先要理解每种手势所代表的意义，其次要学会运用手势。手指契合的手势主要有三种，具体如下：

1.双手合十

双手合十，也称"佛慕达""思考的手势""钵印"等。具体的操作方法：双手掌心向上，拇指在上相互交叠，其余手指在下相互交叠，男士右指在上，女士左指在上。

双手掌心相对，代表平衡、调和、完美、有始有终，意译为衷心祝福、万事如意。在做这个手势时，瑜伽练习者常会说一句"南无思代"（梵文译为对对方由衷的尊敬）。

2.韦史努手势

具体的操作方法：伸直拇指、无名指和小手指，将食指和中指折起。

3.楼德罗手势

具体的操作方法：伸直拇指、食指和中指，将无名指和小指折起。

（二）乌鸦契合

在印度文化中，乌鸦常被人们当作神的使者，具有较高的"地位"，许多人或物都会以模仿乌鸦的形态存在。瑜伽起源于印度，因此在瑜伽中出现与乌鸦有关的内容也就不难理解了。乌鸦契合能够有效防止和消除疾病，刺激消化液分泌，镇静神经系统，控制体温。

1.具体的操作步骤

第一，采用任意一种瑜伽坐姿或山立功站姿。

第二，收缩双唇，聚拢成一个狭窄的圆形小孔。

第三，做完全瑜伽呼吸，感觉空气从双唇聚拢成的小孔进入身体，身体各部位有清凉之感。

第四，闭合双唇，用鼻子缓缓地、彻底地呼气。

2.练习指导

在练习过程中，一定要用嘴吸气，用鼻子呼气。

（三）胎息契合

胎息契合，是一种较为特殊的瑜伽契合法。它在瑜伽运动中有独特的作用，主要表现是，能够将人体九窍中的八个封住，向外的孔窍只留梵穴轮，以此达到人体感觉最小化的目的。只有这样，才能使人消除紧张、心灵宁静。

1.具体操作步骤

第一步，左脚跟抵住肛门，右脚跟抵住会阴，即采用释达斯瓦鲁普坐姿。如果做不到，也可用其他瑜伽坐姿予以代替。

第二步，以完全瑜伽呼吸法吸气，做内悬息。

第三步，拇指抵住耳郭内凸起部位，向内推，封闭听觉；食指放在上眼睑上，向外侧拉，封闭视觉；中指抵在鼻孔上，向内推，封闭嗅觉；无名指放在上唇两侧，两小指放在下唇两侧，向两侧拉，封闭嘴巴。

第四步，在舒适的姿势下，保持悬息。当悬息快要达到极限时，只打开鼻孔，缓慢、彻底地呼气。

第五步，其他手指不动，用完全瑜伽呼吸法吸气，然后再用中指封闭住鼻孔。

2.练习指导

第一，先主要练习手位。

第二，在刚开始练习时，要保持好速度，不要太快。

第三，在练习的过程中，要舒缓、扎实。

（四）舌抵后腭契合

舌抵后腭契合，是一种使肌肉放松的契合方法。它能够打通瑜伽练习者身体的诸多经脉，并且给予上腭后腔的多个腺体以一定的刺激，从而镇定身心，使生命之气在身体内顺畅流通，增强瑜伽运动的效果。

1.具体的操作步骤

第一，采用任意一种瑜伽坐姿。

第二，嘴巴闭合，舌尖沿着上腭向后翻转，直至舌头背面紧贴上腭，将舌尖放在后腭、气管、食道三者的交叉点上。

第三，保持上面的动作，时间随意。

2.练习指导

第一，在练习过程中，注意体会脸部肌肉、头皮和下巴的放松。

第二，第一次做这个练习时，有可能会有恶心感，瑜伽练习者可以通过将舌头向牙齿的方向移送来缓解。如果感到口中发苦，应停止练习。

第三，练习一段时间后，舌头会有比较明显的疲劳感，此时，应先休息，待疲劳感得到缓解后再进行练习。

第四，在刚结束某项剧烈运动后不要进行该练习。

（五）第三眼凝视契合

第三眼，即前额的眉心。在瑜伽经典著作中，第三眼经常被当作人的生命力源泉。第三眼凝视契合对瑜伽练习者有着非常显著的作用，主要表现在以下四个方面：

第一，有助于保护视力。

第二，有助于刺激脑下垂体，提高注意力和记忆力。

第三，有助于帮助瑜伽练习者释放压力、紧张与愤怒。

第四，有助于镇定神经系统，平静心灵。

1.具体操作步骤

第一，采用任意一种舒适的瑜伽坐姿。

第二，双手置于膝盖上，做拇指与食指的契合。

第三，舌抵后腭，睁开双眼，自然呼吸。

第四，将双眼及注意力集中到前额的眉心上，保持坐姿。

第五，心里默念瑜伽语音。

2.练习指导

第一，下巴应始终平行于地面。

第二，如果双眼有疲劳感，可闭上双眼，将注意力集中在内视前额的眉心上；如果双眼疲劳感加重，应立即停止练习。

第三，避免眼睛在向上看时不由自主地抬头，这是在练习过程中需要格外注意和刻意控制的问题，要在该练习的过程中始终保持头部稳定。

（六）鼻尖凝视契合

鼻尖凝视契合，是一种很好的双眼保健练习。这种契合法有助于刺激中枢神经，凝聚注意力。

1.具体操作方法

第一，采用任意一种舒适的瑜伽坐姿。

第二，双手置于膝盖上，做拇指与食指的契合。舌抵后腭，睁开双眼，自然呼吸。

第三，双眼同时注视鼻尖，保持稳定。

2.练习指导

第一，练习一段时间后，眼睛会有比较明显的疲劳感，此时，应先休息，等到眼部疲劳缓解后再进行练习。

第二，练习过程中，瑜伽练习者要让双眼同时稳定地盯着鼻尖，避免出现只有一只眼睛看到鼻尖的情况。

（七）大契合

大契合对生命能量的上行和身心的安定有一定的帮助。大契合还有助于改善痔疮、便秘和消化不良，治疗前列腺和生殖功能障碍。

1.具体操作步骤

第一，坐直，双腿并拢，向前伸。

第二，右腿弯曲，右脚跟紧贴肛门，收缩肛门。

第三，挺直腰背，向前伸展，左腿伸直，两手抓住左脚的大脚趾。

第四，采用全肺呼吸法吸气，做内悬息。同时，头部下垂，下巴紧抵锁骨，收缩会阴。

第五，在舒适的限度内，保持长久的悬息，然后慢慢呼气，抬头，挺直腰背。

第六，交换体位，重复练习。

2.练习指导

第一，在练习过程中，腰背要始终保持挺直的状态。

第二，如果瑜伽练习者无法抓住脚趾，可降低难度，将双手放在可以安放的位置上。

第三，练习时，瑜伽练习者应把意念集中在肛门括约肌或者会阴部位上。

第四，患有高血压、心脏病的人，在练习大契合法时，尽量不要使用或不过多使用悬息。

第六章　瑜伽课基本体位动作教学

正确掌握瑜伽动作是高校大学生进行科学的瑜伽运动的前提，也是获得理想瑜伽健身效果的重要保障。本章主要就瑜伽课基本手印教学、瑜伽课基本坐姿教学、瑜伽课体位动作教学等相关内容进行简要阐述，以便为大学生的瑜伽学练提供指导。

第一节　瑜伽课基本手印教学

瑜伽练习者在练习瑜伽时，手的姿势就是手印，它又被称为"印契"。瑜伽练习者经常使用的瑜伽手印有禅那手印、能量手印、智慧手印、大拇指手印和双手合十手印。

一、禅那手印

禅那手印是一种古典手印，它的功能非常强大，可以使瑜伽练习者的精神保持平和、稳定，有助于提高其记忆力和注意力，改善高血压、抑郁症、失眠等症状，使身体更加和谐。

练习禅那手印时需要注意以下几点：

第一，两手叠成碗状，两个拇指的指尖相连；

第二，采用坐姿，将手放在踝骨上；

第三，男性瑜伽练习者，左脚和左手在上；女性瑜伽练习者，右脚和右手在上。

二、能量手印

能量手印的动作是无名指、中指和大拇指自然叠加，其他手指自然伸展。能量手印有助于保持瑜伽练习者的大脑平衡，使平静与信心回归，让人们充满自信，更有耐心。

三、智慧手印

智慧手印的动作是大拇指与食指叠加，或者弯曲食指，让其去触摸大拇指的根部，其他手指自然伸展。大拇指象征着个人的最高意识，食指则象征着个人的自觉性。智慧手印可以让人快速地进入一种平静状态，将自身的能量（即小宇宙的能量）和大宇宙的能量融合在一起。

四、大拇指手印

大拇指手印的动作是大拇指、小拇指、无名指叠加，其他两指自然伸展。大拇指手印可以增强一个人的活力和力量。

五、双手合十手印

双手合十手印，又称为阴阳平衡手印，表达了一种尊敬和虔诚。双手合十手印的动作是双手合掌，手指并拢，两个大拇指相扣。双手合十手印意味着身体和心灵的合一、人类与大自然的合一，它可以提高人的专注力。

瑜伽手印在瑜伽运动中占据着重要地位，具有引导能量流通的作用。因此，在瑜伽运动中选择合适的瑜伽手印是十分重要的。

第二节　瑜伽课基本坐姿教学

坐姿是瑜伽运动中非常重要的内容之一。因此，进行瑜伽运动时，必须掌握正确的坐姿。瑜伽的基本坐姿主要包括以下几种：

一、简易坐

简易坐以直腿并腿坐为预备姿势，瑜伽练习者坐在地上或垫子上，两腿向前伸直，屈右小腿，把右脚放在左大腿之下，再屈左小腿，把左脚放在右大腿之下。双手放在两膝之上，头、颈和躯干保持在一条直线上，没有弯曲之处。

简易坐的作用主要包括以下几方面：

第一，有利于缓解烦躁。

第二，瑜伽练习者可以体会到自己的自尊和强烈的谦卑感，让自己得到愉快的休息和启发。

第三，可以加强瑜伽练习者的两髋、两膝和两踝的神经系统，减轻风湿病和关节炎的症状。

二、雷电坐

雷电坐以直腿并腿坐为预备姿势，两膝跪地，两小腿胫骨和两脚平放地面，脚背紧贴地面，两脚靠拢。两个大脚趾互相交叉，使两脚跟向外指；挺直背部，将臀部放在两脚内侧，在两个分离的脚跟之间。雷电坐有助于平和心灵，特别是在饭后5～10分钟后练习，能促进整个消化系统，缓解胃部不适。雷电坐也是极好的冥想姿势。

三、至善坐

至善坐以直腿并腿坐为预备姿势，弯曲左小腿，左脚跟顶住会阴，左脚脚底紧靠右大腿；屈右小腿，将右脚放于左脚踝之上，右脚跟靠紧耻骨，右脚脚底紧贴左大腿与左小腿中间的部位。背、颈、头部始终保持挺直。瑜伽练习者闭上双眼，内视鼻尖处，保持几分钟后交换两腿位置。

至善坐具有一定的作用，主要包括以下几方面：

第一，人身上有上万条经络，至善坐有助于清理这些经络，使之畅通无阻。

第二，至善坐不仅能让瑜伽练习者保持镇定安详，还对其脊柱下半段和腹部器官有补养增强的作用。

第三，至善坐能够提升生命之气。

四、平常坐

平常坐以直腿并腿坐为预备姿势，挺直腰背，屈左膝，左脚跟抵靠在会阴处；屈右膝，右脚跟放在左脚跟前面。此时，双脚的脚跟和会阴成一条直线，脚跟、肚脐、鼻尖也成一条直线。需要注意的是，练习平常坐时不可出现使人不愉快的压力，如果感到疲惫，应交换体位练习。平常坐的作用与至善坐相似，但效果比至善坐差一些。

五、吉祥坐

吉祥坐以直腿并腿坐为预备姿势，弯曲左小腿，左脚脚底紧贴右大腿；弯曲右小腿，右脚脚底紧贴左大腿与左小腿中间的部位；两脚的脚趾放在另一条腿的大腿和小腿中间。两手放在两腿之间的空位处或是两膝上。头、颈和躯干始终保持在一条直线上。该姿势除了会阴不被脚跟顶住之外，其他方面和至善坐完全一样。

吉祥坐与至善坐相比，效果虽然大致相同，但是程度稍差。

六、莲花坐

莲花坐以直腿并腿坐为预备姿势，瑜伽练习者坐在地上或垫上，双手抓住左脚，将其放于右大腿上，脚跟放在肚脐下方，左脚脚底朝上；双手再抓住右脚，将其放于左大腿上，脚跟也放在肚脐下方，脚底朝上。脊柱要始终保持挺直，尽量让两膝紧贴地面，长久地保持这个姿势。交换两腿位置，并重复这个练习。莲花坐可以在饭后 5～10 分钟后练习，能促进消化系统，按摩生殖器的神经纤维，使盆骨肌肉得到伸展。

该姿势比较难做，但它却是一个很有用的松弛练习，熟练掌握后，能引发顺畅的呼吸，增加上半身的血液循环，对患有哮喘和支气管炎的病人十分有益。该训练结束后，瑜伽练习者需要按摩两腿、两膝和脚踝。

七、半莲花坐

半莲花坐以直腿并腿坐为预备姿势，瑜伽练习者坐在地上或垫上，屈右小腿，并让右脚脚底紧贴左大腿内侧；屈左小腿，并把左脚放在右大腿上。头、颈和躯干始终保持在一条直线上，直至感到不舒服，再交换两腿的位置。半莲花坐可以促进消化系统、按摩生殖器的神经纤维，使盆骨肌肉得到伸展。

需要注意的是，患坐骨神经痛的人不宜做此练习。

八、武士坐

武士坐，又称神人坐。武士坐以并腿坐为预备姿势，挺直腰背，屈双膝，左脚自右腘窝处穿出，脚跟放在右臀外；右脚跨过左膝，将脚跟放在左臀外。尽量将双脚放在一条直线上，但要让臀部稳稳地坐在垫子上，不要出现重心偏向一侧臀部或一侧臀部离开垫子的情况。双手置于膝盖上，保持这个动作至极限，再交换两腿的位置。

武士坐可以促进精神上的平衡和自我认知，髋和膝、踝关节更加灵活，腿外侧肌肉得到伸展，减少髋及大腿处赘肉。

九、释达斯瓦普鲁坐

释达斯瓦普鲁坐以直腿并腿坐为预备姿势，挺直腰背。屈左膝，做根锁，左脚跟紧紧顶住收缩的肛门；屈右膝，尽量用右脚顶住会阴。双手自然置于膝上或选择任何自己喜欢的手印。

释达斯瓦普鲁坐除了具有至善坐的所有功效外，对形成质感和提升生命能量也有极大的作用。从生理上讲，释达斯瓦普鲁坐对痔疮的控制也是非常有效的。

第三节　瑜伽课体位动作教学

一、瑜伽课基础体位动作教学

（一）前伸展式

前伸展式的操作步骤如下：

第一，瑜伽练习者坐在地上，两腿向前伸直；上身躯干向后方倾斜，两掌移向髋的侧后方，十指指向双脚。

第二，两臂垂直于地面，收缩腹部，轻柔地将臀部升离地面，身体重量落在两臂、两脚之上；正常地呼吸，保持这个姿势10～30秒。

第三，呼气，慢慢地把身体恢复到起始姿势。

前伸展式具有重要的作用，概括来说，这些作用主要包括以下几方面：

第一，消除疲劳，增强神经系统功能，改善血液循环。

第二，加强骨盆机动灵活性，放松肩关节。

第三，发展胸部，使伸展两腿、腹部和喉部得到伸展。

（二）腿旋转式

腿旋转式的操作步骤如下：

第一，仰卧，瑜伽练习者双腿向前伸直，双臂放在身体的两侧。

第二，吸气时，把右腿升离地面，保持膝盖伸直。

第三，右腿顺时针方向做旋转运动，头部和身体其余部位始终紧贴地面，做8～10次。再做8～10次逆时针方向旋转运动。

第四，右腿落回地面。

第五，把左腿升离地面，做同样的练习。

第六，将两条腿一起升离地面，各做8～10次顺时针方向和逆时针方向旋转运动。

第七，将双腿落下。

腿旋转式具有重要的作用，主要包括以下几方面：

第一，增强腹部肌肉。

第二，补养和加强两膝、两大腿和骨盆。

第三，消除肠道中的气体。适合消化不良和便秘者练习。

（三）腰转动式

腰转动式的操作步骤如下：

第一，瑜伽练习者挺直身体站立，两脚分开约50厘米，十指相交，双臂向下伸展，掌心向下。

第二，吸气，双臂高举过头，转动手腕，让双手掌心朝上。

第三，身体向前弯，直到肩部和背部与地面平行。双眼注视双手。

第四，吸气，将上身躯干尽量转向右方。

第五，呼气，将上身躯干尽量转向左方。

第六，把上身躯干收回至第三步的位置。

第七，恢复直身姿势，双臂自然下垂。

腰转动式具有重要的作用，主要包括以下几方面：

第一，补养和加强双臂、腰部、背部和髋关节。

第二，按摩腹部器官，减少和分散腰部的脂肪。

（四）单腿背部伸展式

单腿背部伸展式的操作步骤如下：

第一，瑜伽练习者端坐在地面上，双腿向前伸出，双手放在身体两侧。

第二，屈右腿，右脚跟靠近会阴部，右脚趾紧贴在左大腿内侧。

第三，双臂向前伸，双手并拢，与眼睛平行；慢慢吸气，将双手举过头顶，尽量向后靠。

第四，慢慢呼气，身体向前伸展，尽量用双手抱住左脚，但不要勉强。保持此姿势10秒，也可以更长点。

第五，慢慢放松，换另一条腿重复以上动作。

单腿背部伸展式具有重要的作用，主要包括以下几方面：

第一，有助于消除腰部的脂肪，促进正常的消化与排泄。

第二，能放松背部，伸展腘旁腱的肌肉；放松髋关节，使血流流向背部，滋养脊柱神经。

第三，强壮肝脏和脾脏，使双肾、胰脏和肾上腺活动旺盛，减少胃部胀气和其他胃肠问题。

第四，可以向骨盆区域供应健康的血液，从而保证生殖器官的健康，根除多种女性性功能失调的毛病。

（五）双腿背部伸展式

双腿背部伸展式的操作步骤如下：

第一，瑜伽练习者挺直上身坐着，双腿并拢向前伸直，双臂高举过头，贴近双耳。

第二，双手并拢，向前伸出双臂，双臂与地面平行，腿部不要弯曲，调整呼吸。

第三，呼气，上身下压，尽量抱住双脚脚跟，头部紧贴小腿，但不要勉强。闭上双眼，将注意力集中在眉心上。保持这个姿势，并从1数到10。

双腿背部伸展式具有重要的作用，主要包括以下几方面：

第一，伸展、强壮整个背部，从而恢复精力。

第二，可以缓解痔疮、便秘。

第三，改善血液循环，按摩心脏，调整脑下腺（垂体）。

第四，向骨盆区域输送额外的充氧血液，使子宫、膀胱和前列腺充满活力，滋养生殖腺。

第五，挤压、收缩腹部脏器，促进消化与排泄。

第六，增加脊柱的力气和弹性，使肩膀、双臂、腘旁腱和两腿的肌肉群得到伸展，大腿和腹部变得结实。

（六）三角伸展式

三角伸展式的操作步骤如下：

第一，基本站姿，双腿伸直，双脚分开比肩宽，脚尖略向外。双臂侧平举，与地面平行。

第二，呼气，慢慢向右侧弯腰至极限，在弯腰过程中要让双臂与上身成90度。保持这个姿势，从1数到10。

第三，吸气，慢慢恢复到基本三角式，然后在左边做同样的动作。

如果瑜伽练习者的身体非常柔软，可以用右手碰触右脚踝或右脚，且双臂垂直于地面；左边同样如此，每边各做5次。

三角伸展式具有重要的作用，主要包括以下几方面：

第一，增加全身的柔软性、灵活性。

第二，消除腰部赘肉，健壮髋部肌肉。

第三，治疗多种皮肤毛病，如疖子、疹子、痤疮等。

（七）叩首式

叩首式的操作步骤如下：

第一，跪坐，臀部放在双脚脚跟上，双手自然垂直于体侧，脊背挺直。

第二，呼气，上身向前弯曲，前额抵在地面上。

第三，吸气，抬起臀部，让头顶百会穴紧贴地面，双腿垂直地面。保持10～15秒。

第四，恢复到原来的跪坐姿势，重复以上动作10次。

叩首式具有重要的作用，主要包括以下几方面：

第一，使双眼、头皮、面颜组织和肌肉都充满活力。

第二，使脑细胞充满活力，增强人的心智能力和警惕机敏。

（八）三角转动式

三角转动式的操作步骤如下：

第一，先做"基本三角式"。

第二，呼气，右脚向右方转 90 度，左脚向右方转约 60 度，上身躯干转向右方。

第三，左手在右脚外侧碰触地板，右臂向上伸展，与左臂成一直线。保持这个姿势约 30 秒。

第四，吸气，再慢慢将双手、躯干和双脚转回原来的位置。

三角转动式具有重要的作用，主要包括以下几方面：

第一，扩张胸部，按摩腹部器官，减少腰部的脂肪。

第二，伸展和补养髋部、腘旁腱、大腿和小腿的肌肉。

第三，增加对下脊柱区域的血液供应，滋养脊柱神经，强壮背部肌肉群，消除背部的疼痛。

（九）花环式

花环式的操作步骤如下：

第一，山式站立，两脚跟靠拢。

第二，蹲下，双脚平放在地面上。把臀部升离地面，伸出双臂以保持平衡。一边保持双脚并拢，一边分开双腿，上身躯干向前倾，让两侧腋下盖住两膝。

第三，双手抓住两脚踝的后面，把头垂下，额头抵在地面上。正常的呼吸，保持约 20 秒。

第四，吸气，抬头，双手放开两脚踝，休息。

花环式具有重要的作用，主要包括以下几方面：

第一，向骨盆区域输送血液。

第二，可消除背痛，特别是女性月经期间的背痛。

第三，使腹部肌肉和器官得到按摩和增强，有助于消除便秘和消化不良。

（十）顶峰式

顶峰式的操作步骤如下：

第一，跪姿，双脚并拢，两手撑于地面，与肩同宽。

第二，吸气，伸直双腿，将臀部抬高。双臂和背部成一条直线，头部处于双臂之间，双眼看脚，保持这个姿势约 1 分钟。

顶峰式具有重要的作用，主要包括以下几方面：

第一，使心跳速度减慢。

第二，消除疲劳，帮助瑜伽练习者恢复精力。

第三，消除肩关节炎。

第四，使腘旁腱、小腿肌肉、双踝和跟腱得到伸展和加强，消除脚跟疼痛和僵硬感。

第五，软化跟骨刺，强壮坐骨神经。

（十一）虎式

虎式的操作步骤如下：

第一，跪姿，臀部坐在两脚跟上，脊柱挺直。

第二，双手支撑在身体两侧，同肩宽；抬高臀部，做出爬行姿势。

第三，双眼直视前方，吸气，把右腿向后抬高至极限。

第四，蓄气不呼，弯曲右膝，把膝指向头部；双眼向上凝视，保持几秒。

虎式具有重要的作用，主要包括以下几方面：

第一，使脊柱得到伸展，强壮脊柱神经和坐骨神经。

第二，减少髋部和大腿区域的脂肪，强壮生殖器官。

（十二）直角式

直角式的操作步骤如下：

第一，挺直身体站立，双脚靠拢，双臂在身体两侧自然下垂。

第二，双手十指相交紧握，高举过头；抬头，双眼注视紧握的双手。

第三，呼气，向前弯腰，直至背部和地面平行；双眼始终注视紧握的双手。

直角式具有重要的作用，主要包括以下几方面：

第一，消除紧张。

第二，放松两腿肌肉，加强它们的功能。

第三，纠正驼背、脊柱弯曲和双肩下垂。

（十三）蹲式

蹲式的操作步骤如下：

第一，挺身直立，将双脚分开比肩宽，并指向外侧；双手十指紧握，双臂自然下垂。

第二，弯曲双膝，慢慢地将身体重心降低，约 30 厘米；吸气，伸直双腿，恢复挺身直立的姿势。

第三，再次弯曲双膝，身体重心降得比上一次低，约 60 厘米；吸气，伸直双腿，恢复挺身直立的姿势。

蹲式能加强双踝、双膝、两大腿内侧和子宫肌肉。

（十四）树式

树式的操作步骤如下：

第一，站姿，双脚并拢，挺身直立。

第二，吸气，左手抓住左脚踝，将左脚放于右大腿内侧；左膝向外展开，双手合掌于胸前，双眼注视前方，集中注意力，保持平衡。

第三，呼气，双臂缓缓向上伸直；腹部稍稍往里收，挺直腰部，整个身体要有向上的力量，保持平衡，持续 30～60 秒，均匀地呼吸。

第四，呼气，双臂慢慢放回胸前，脚也放回地面。

树式具有重要的作用，主要包括以下几方面：

第一，提高集中注意的能力。

第二，补养和加强腿部、背部和胸部的肌肉。

第三，改善体态的稳定与平衡。

第四，放松两髋部位。

（十五）船式

船式的操作步骤如下：

第一，仰卧，双脚并拢，双臂平放在身体两侧；吸气，并将上身、双脚与双臂向上抬起，以脊椎骨作为支点，臀部着地，保持平衡。

第二，锁紧脚跟，双脚伸直并升离地面，与地面成 45 度，躯干与双脚形成"V"形；双手向前伸直，并指向脚尖方向；挺直腰背和胸膛，双脚并拢夹紧，屏息保持该姿势 5 秒。

第三，吐气，让身体慢慢地回到初始位置，调整呼吸，全身放松。

船式具有重要的作用，主要包括以下几方面：

第一，增强新陈代谢。

第二，塑造腹部、背部和腿部的线条。

第三，促进腹部的血液循环，有助于消化和防止脂肪堆积。

（十六）骆驼式

骆驼式的操作步骤如下：

第一，跪姿，双腿分开与肩同宽，脚趾向后方指，双手在身体两侧自然下垂。

第二，吸气，双手放在髋关节上，轻轻将脊柱向后弯曲，伸展大腿的肌肉。

第三，呼气，把双手放在脚上，保持两大腿垂直于地面，将头向后仰，借此轻轻将脊柱向大腿方向推。一边保持此式，一边让颈项向后方伸展，收缩臀部的肌肉，保持30秒。

骆驼式具有重要的作用，主要包括以下几方面：

第一，伸展和强壮脊柱。

第二，对纠正驼背和两肩下垂的不良体态有很好的效果。

第三，促进血液循环，特别是使脊柱神经得到额外血液的滋养。

（十七）蝴蝶式

蝴蝶式的操作步骤如下：

第一，坐姿，双脚并拢，挺身直立。

第二，膝盖弯曲，双脚向回收，脚后跟紧贴臀部。

第三，双腿打开，双手抓住双脚脚趾，挺直脊背。

第四，用双肘将双膝推向地面，保持这个姿势30～60秒。

蝴蝶式具有重要的作用，主要包括以下几方面：

第一，可以作为束角式之前的一个预备练习。

第二，对骨盆有益，还能促进血液流入背部和腹部。

第三，有助于消除泌尿功能失调和坐骨神经痛。

第四，有助于预防疝气，纠正月经周期不规则现象。

（十八）眼镜蛇式

眼镜蛇式的操作步骤如下：

第一，俯卧，手肘弯曲，双手放于肩膀下方，双腿伸直并拢，脚背贴于地面。

第二，吸气，双臂微伸直，上身离开地面，保持腹部以下的部位紧贴地面，呼气，将下颌慢慢抬高，头部向后仰，眼睛看向上方，达到这个动作的最大程度时，放松，保持这样的姿势 7～12 秒。

第三，俯卧，头向右转，双手放在身体两侧，保持平稳呼吸。

眼镜蛇式具有重要的作用，主要包括以下几方面：

第一，使脊柱保持一种富有弹性的健康状态，有助于治疗各种背痛和比较轻微的脊柱损伤。

第二，使轻微错位的脊椎骨盘重新恢复至正确的位置。

第三，促进血液循环，脊柱神经和血管因获得额外的血液供应而受益。

第四，使所有的背部肌肉群都得到伸展，从而舒缓、消除背部与颈部区域的僵硬和紧张。

第五，能够锻炼和加强颚部、颈部、喉部、胸部、腹部和双腿等部位的功能。

第六，能增强消化能力，解除便秘，增进食欲。

第七，有助于纠正月经失调和各种妇女性机能失调的病症。

第八，这个姿势对肾脏也施加了压力，有助于减少肾脏中的结石沉积物，预防肾结石。

（十九）蛇扭动式

蛇扭动式的操作步骤如下：

第一，俯卧，双手平放在胸膛两侧的地板上，双腿分开与肩同宽。

第二，吸气，伸直手臂，抬起身体。

第三，呼气，把头转向右方，双眼注视左脚跟，保持几秒。

第四，吸气，面朝前方。

第五，呼气，把头转向左方，双眼注视右脚跟。

蛇扭动式对腹部器官特别有益。

（二十）狗伸展式

狗伸展式的操作步骤如下：

第一，俯卧，脚趾伸直指向后方，轻微分开双脚；双手平放在胸膛两侧的地板上。

第二，吸气，双臂伸直，脚背着地，使整个身体升离地面。

第三，在保持双膝伸直时，用双脚脚背撑住地面，让双腿稍稍升离地面；臀部紧紧收缩，脊柱、双腿、臂膀都应尽量伸展。深深吸气，保持这个姿势30～60秒。

狗伸展式具有重要的作用，主要包括以下几方面：

第一，消除背部、腿部和肩部的僵硬感。

第二，调节骨盆区域的血液循环。

第三，扩张胸部，伸展和强壮肺部。

第四，对于患有坐骨神经痛、腰部疼痛或脊椎关节错位的人，运动效果显著。

（二十一）猫伸展式

猫伸展式的操作步骤如下：

第一，双膝跪于地，脚背紧贴在地上，脚底朝天；双手按在地上，手臂与地面垂直，指尖指向前方，身体呈动物爬行姿势。

第二，吸气，腰向下微曲，形成一条弧线；肩膀下垂，保持颈椎和脊椎在一条直线上。

第三，呼气，逐渐使背部上拱，并带动脸向下，双眼看着大腿，直至感到背部得到了充分的伸展。

猫伸展式具有重要的作用，主要包括以下几方面：

第一，使脊柱更加富有弹性，颈项和肩膀得到放松。

第二，有助于消除女性月经痉挛的痛苦，缓解白带和月经不规则。

第三，补养和增强神经系统，改善血液循环，增强消化作用，并有助于消除腹部多余的脂肪。

（二十二）英雄式

英雄式的动作方法包括以下几种：

第一，跪姿，双膝并拢，双脚分开，脚趾向后指，臀部放在双脚之间的地面上；两大腿的外侧紧挨其相应小腿的内侧；双臂自然垂放于体侧，目视前方。

第二，把左臂高举过头，弯肘，试把左手放到两肩胛骨之间；把右前臂提升起来，弯肘，直至右手手指和左手手指相扣；挺直头和颈项；正常地呼吸，保持这个姿势30～60秒。

英雄式具有重要的作用，主要包括以下几方面：

第一，练习几个月后，可消除双脚脚跟的疼痛，促使形成适当的足弓度，有助于治疗扁平足。

第二，有助于缓解膝盖因痛风和风湿病引起的疼痛。

（二十三）婴儿式

婴儿式的操作步骤如下：

第一，跪姿，臀部放在脚跟上，双手掌心贴放在小腿的两侧。

第二，慢慢地将身体前倾，头转向侧面，闭上眼睛，保持静止；正常呼吸，感觉身体的一切都在放松。

婴儿式属于放松的动作，一般会放在比较激烈的动作后或者作为冷身练习，可舒缓全身的紧张，使身体尽快得到调整和恢复。

（二十四）弦月式

弦月式的操作步骤如下：

第一，山立功站姿，双手自胸前合掌；吸气，向上抬起，伸展过头，手指向上，上臂尽量地放在耳后，保持身体的挺拔与伸展。

第二，呼气，上身在手臂的带动下，向左侧弯曲，眼睛看向右上方；吸气时，身体回到初始位置。

第三，次呼气，向右侧弯身体；吸气，身体回到初始位置。

弦月式能提高脊柱的弹性和灵活性，消除手臂及侧腰的赘肉，使身体更加挺拔、轻盈和优雅。另外，它还有助于提高机体的消化和平衡能力。

（二十五）怪异式

怪异式的操作步骤如下：

第一，山立功站姿，双脚并拢，或者分开双脚，与髋同宽。

第二，抬起双臂，掌心向下，向前平举，正常呼吸。呼气时，向下坐下去，同时踮起双脚脚尖，直至两大腿和地面平行，挺直背部，保持6～12秒。

第三，吸气，有控制地站起来，同时落下脚跟，回到山立功的站姿。

怪异式具有重要的作用，主要包括以下几方面：

第一，补养和加强大腿和腰腹部肌肉。

第二，作为手臂花环功的预备功法，可以加强平衡。

第三，强化股四头肌、髋、膝、踝关节。

第四，可温和地增加心率，改善循环。

（二十六）克尔史那式

克尔史那式的操作步骤如下：

第一，山立功站姿，抬右膝，提右脚，从前面跨过左脚，右脚的脚趾指向左脚脚掌的中点，尽量地开右髋，让右膝朝向身体右方。

第二，向左推髋，体前屈双肘，双手做"六"的手势，左手放在口边，掌心朝向自己，右手掌心向外，放在耳旁，慢慢地向右推送，眼睛看向右手的小指，保持上半身的中立。

第三，慢慢地将右脚沿着左小腿向上滑送，这个姿势尽可能保持得久一些。

第四，慢慢向下滑落右脚，收髋，放下双手，让右脚回到左脚的旁边，恢复山立功；交换体位再做。

克尔史那式可以快速镇静神经系统，强化脊柱与平衡力，保持优雅和轻盈。

（二十七）鱼戏式

鱼戏式的操作步骤如下：

第一，俯卧，双手掌心向下，十指交叉，放在额下。

第二，将右肘推送到头顶，肘尖向上，身体向右侧卧，头枕在右上臂和右肘间。

第三，身体微向左转，屈左膝，将左膝提向胸前，右腿自然伸直，左前臂放在左膝上。此时，右耳紧贴右上臂。

鱼戏式具有重要的作用，主要包括以下几方面：

第一，有效地治疗失眠和缓解过度紧张。

第二，使腹部得到温和的按摩，缓解消化不良和便秘。

二、瑜伽课高级体位动作教学

（一）弓式

弓式的操作步骤如下：

第一，俯卧，双臂靠体侧平放，掌心向上；腿、脚全部并拢。

第二，屈膝，让两小腿尽量靠近臀部；双手向后抓住腿、脚或两脚踝。

第三，吸气，尽量翘起躯干，背部呈凹拱形，头部尽量向后抬；双手把双腿往前拉，尽量把双膝举高，保持这个姿势 5 秒左右，正常呼吸。

弓式具有重要的作用，主要包括以下几方面：

第一，可增强背部肌肉群，以至消除由于疲劳而产生的疼痛。

第二，强壮胸部和腹部肌肉，放松髋部、肩部肌肉及关节。

第三，腿、臂、喉、颈、颚缘肌肉全都得到伸展和强壮。

第四，能够按摩诸如肝脏、肾脏和膀胱等许多内部器官，获得更多的血流供应，改善其功能。

第五，可以减少腰部的脂肪，有助于治疗糖尿病。

第六，补养胰脏，加强肠蠕动。

第七，有助于调节肠胃失调、消化不良、慢性便秘和肝脏机能不振的毛病。

（二）犁式

犁式的操作步骤如下：

第一，仰卧，双腿伸直，双脚并拢，双手放在身体两侧，掌心向下。

第二，吸气，保持双腿并拢、双膝伸直，双掌轻轻用力向下按，收缩腹部肌肉使双腿升离地面，直至与躯干垂直。

第三，呼气，继续将双腿向后摆，直至双脚伸过头。如果脊柱已经相当僵硬，就保持这个姿势；如果躯体相当柔软，继续将双腿向后伸，并向下降，脚趾触碰到地面。保持这个姿势 10～15 秒，缓慢且有规律地呼吸。

犁式具有重要的作用，主要包括以下几方面：

第一，对整个脊柱神经网络极为有益，这些神经全都受到滋养、增强，继而恢复活力，减轻甚至消除各种背痛、腰痛和关节痛。

第二，能够刺激血液循环，从而滋养面部和头皮，调整甲状腺，改善身体的新陈代谢。

第三，可使整个身体都得以伸展，消除肩膀和两肘的僵硬感；有助于消除髋部、腿部的脂肪。

第四，可以收缩腹部器官，给它们补充活力，有助于缓解便秘。

第五，对肾脏、肝脏、脾脏、胰脏、各种内分泌腺体和生殖器官十分有益。

（三）轮式

轮式的操作步骤如下：

第一，仰卧，双腿伸直，双手放在体侧，掌心向下。

第二，屈膝，让脚跟紧贴臀部；双手放在头部两边，掌心平贴地面，指尖向着脚的方向。

第三，深深吸气，弓起背部，抬起髋部与腹部；让头部向地板低垂，双手、双腿均用力向下按。

第四，吸气，腰部继续上抬，尽量向上拉伸大腿肌肉，脚尖点地，平稳地呼吸，保持五秒左右。

轮式具有重要的作用，主要包括以下几方面：

第一，使两腕、两踝和两腿健壮有力。

第二，当向后方弯腰时，补养和增强背部肌肉群，放松肩关节和颈部肌肉，使脊柱保持健康和柔软。

第三，滋养和增强腹部各肌肉，使许多内部器官和腺体受益。

第四，增强血液循环，一股新鲜血流流入头部，从而使头脑清爽，感觉敏锐。

（四）鱼式

鱼式的操作步骤如下：

第一，按基本莲花式坐好，背贴地仰卧，双手平放在身体两侧，掌心贴地。

第二，呼气，拱起背部，让头顶百会穴着地。

第三，吸气，双手在胸前合上，双臂向头部伸展，使双手尽量接触到头顶上的地面。

鱼式具有重要的作用，概括来说，这些作用主要包括以下几方面：

第一，伸展身体内部器官，缓解腹部病症。

第二，可使内分泌腺体得到滋养和加强，放松骨盆关节，刺激胰脏，促进消化。

第三，扩展胸膛，有助于消除支气管的咳嗽痉挛，促进深长、畅顺的呼吸。

第四，可伸展颈项，调整甲状腺，从而促进身体的正常发育。

第五，背部得以反拱，有助于纠正圆形或驼起的背部。

第六，有助于治疗发炎或流血的痔疮。

（五）鸟王式

鸟王式的操作步骤如下：

第一，开始时先做基本站立式；把左大腿的背面贴在右大腿的前面，把左小腿胫骨贴着右小腿的腿肚部位，从而让左腿缠着右腿，然后用左脚大脚趾勾住右脚踝的上半部；用右脚平衡全身，把右肘略放在左肘关节之上，把右前臂转向右方，左前臂转向左方，从而让右臂缠住左臂，然后双掌合十；保持这个姿势约 20 秒，这时要做深长的呼吸，同时放低臀部，以便保持身体平衡稳定；放开两臂和两腿，恢复基本站立式；换另一边重复这个练习。

鸟王式具有重要的作用，主要包括以下几方面：

第一，补养和增强双踝、双膝和双腿的肌肉。

第二，有助于防止和消除小腿肌肉的痉挛（抽筋）。

第三，增强双腿、双肩的弹性。

（六）鸵鸟式

鸵鸟式的操作步骤如下：

第一，站立，双脚微微分开，挺直腰背，双臂高举过头顶。

第二，呼气，向前弯腰，将双手掌心放在脚掌下；吸气，抬头，将肩膀下压。

第三，背部向上提起，略呈凹形；双膝保持伸直。

鸵鸟式可以补养和增强腹部器官，对于消除胃气胀和肠胃不适效果较好。

（七）肩倒立式

肩倒立的操作步骤如下：

第一，仰卧，两臂平放在身体两侧，掌心向下。

第二，慢慢将腿升离地面，当两腿垂直地面时，升起髋部，将腿部向后方送得更远，直至双腿和躯干完全伸直，与头部成 90 度。

肩倒立具有重要的作用，主要包括以下几方面：

第一，使脑部区域中的神经活动得到改进，从而增强人的思考能力。

第二，血液流入双眼、头皮、面部组织，使每个部分都充满活力。

第三，因大量的血液供应会停留在颈部，所以对甲状腺和甲状旁腺都有益。

第四，可使血液自由地流入心脏而无须克服地心引力的阻拉作用。双腿、骨盆和腹部的充血现象得以消除。

第五，可使腹部脏器恢复活力，有助于释放肠道中的气体。

（八）头倒立式

头倒立的操作步骤如下：

第一，跪姿，臀部落在脚跟上，双手放在大腿上。

第二，腰部以上向前弯，使头顶点地，臀部相应抬起。

第三，脚趾轻轻撑住地面，将双腿慢慢伸直，使臀部抬起至最高点。

第四，当感到身体达到平衡时，将双脚从地板上抬起来，缓慢地将双腿伸直，直到全身呈完全垂直的倒立姿势。

头倒立具有重要的作用，主要包括以下几方面：

第一，可使人体所有系统上下颠倒，使脑细胞充满活力并得到增强，从而增强人的心智能力。

第二，可使头皮、面部组织和肌肉都充满活力，肤色也有改善，增加的血流还可加强眼肌功能。

第三，可增强双肺功能，有助于防止和治愈感冒、咳嗽等。

第四，可使双腿血管得到休息，对治疗静脉曲张有益。

（九）战士一式

战士一式的操作步骤如下：

第一，站姿，双脚并拢，双臂放在身体两侧。

第二，双掌合十，高举过头并尽量伸展；吸气，双腿分开；呼气，将右脚和上身躯体向右转 90 度，左脚只需向同样方向（即右方）略转过来。

第三，屈右膝，直到大腿与地板平行，小腿垂直于地板和大腿；左腿向后伸，膝部挺直；头向上方仰起，双眼注视合十的双掌，尽量伸展脊柱；有规律地呼吸，保持这个姿势 20～30 秒。

第四，恢复到原始站姿，按相反方向做同样的练习。

战士一式具有重要的作用，主要包括以下几方面：

第一，补养和加强双踝、双膝、双髋和双肩神经系统，可放松颈项和下背部。

第二，扩展胸膛、加强深呼吸。

第三，减少髋部区域的脂肪，并增强人的平衡感和注意力。

（十）战士二式

战士二式的操作步骤如下：

第一，站姿，双脚大大分开；两臂向两侧平举，与地面平行。

第二，左膝挺直，右脚向右转 90 度，左脚则向同一方向转 15～30 度，不要超过 30 度。

第三，屈右膝，直至大腿与地面平行，小腿垂直于地板和大腿；双手向两旁尽量伸展；头向右方转，双眼注视右手指尖，保持这个姿势约 30 秒。

这个练习对双腿、背与腹部极有益。它使大小腿肌肉变柔软，并消除这个区域可能时常发生的痉挛。

第四节　瑜伽课动作创编学练

一、瑜伽动作创编的特点

（一）脊椎系统的主导性

瑜伽运动主要由脊椎运动、伸展运动与自然运动组成。脊柱是身体最重要的支柱，连接四肢及头部，而且神经系统是通过脊柱通向大脑的，进而控制身体各个系统，如呼吸系统、循环系统、泌尿系统及生殖系统等，瑜伽的全部功效都是通过脊柱达到的。因此，在创编瑜伽动作时，要充分考虑脊椎系统的主导性。

（二）连续统一性

瑜伽动作创编的过程要求瑜伽练习者做的每一个动作，都是在无伸展反射条件下进行的机械缓慢连续动作，并达到最大限度的柔韧性，动作间的流畅性，以及精、气、神之间的融合性。

（三）动静相宜性

在创编瑜伽动作时，创编者应深刻理解瑜伽的内涵。瑜伽与其他运动最大的区别是瑜伽可以净化思想与心灵，使瑜伽练习者真正达到身形合一。在创编瑜伽动作时要强调思想，要求练习缓慢，层次分明，呼吸有序，精神平和，动作缓慢，内外和谐。

（四）自我调适性

瑜伽运动能产生自我康复机制，可对身体、生理、精神和情感产生积极的影响。练习瑜伽的关键在于瑜伽姿势，这些姿势用来按摩、刺激和调和身体所有部位，不仅可以复苏和强化肌肉和骨骼，而且可强身健体。

（五）内外柔韧相济性

创编者在创编瑜伽动作时，要充分考虑瑜伽内外柔韧相济性，并了解瑜伽练习者的身体素质情况，在柔和呼吸、平和心态、韧性的动作等方面达到柔韧相济。瑜伽的姿势对柔韧性均有一定的要求，不同动作对柔韧性的要求也有所不同，不同的瑜伽练习者其柔韧性也有很大差异，所以教师在创编瑜伽课程时应根据瑜伽练习者的实际情况选编合适的动作，以免瑜伽练习者受伤。

二、瑜伽动作创编的原则

（一）系统性原则

创编瑜伽动作时，要具有全面性、合理性、针对性、适用性和易模仿性。为达到更好的锻炼效果，使心、灵、气、关节、肌肉得到舒展与和谐、有机的配合，创编者必须很好地遵循系统性原则。

（二）渐进性原则

渐进性原则适用于所有体育运动项目。运动学和运动生理学强调渐进性原则，以防止过大的运动强度对身体造成伤害。瑜伽练习者参加瑜伽运动时，必须遵循其运动规律，无论是初学者还是入门者，运动强度都要由弱至强，由简单至复杂，由易至难，由低至高。渐进性可由课程和训练内容来确定。例如，可采取逐步增加训练次数、训练时间和动作强度的方式。要实现这样的效果，可以建立教案渐进性目标管理，将总目标逐项分解成子目标，并明确不同训练阶段的目标教学效果。瑜伽初学者，要注意渐进性原则的重要性，从而更好地实现良性教学互动。静思盘坐、调整呼吸，进行由简至繁的体位练习，直至进入全部状态，这是同一课程的渐进性；当这个阶段目标实现后，新的教学目标又将开始，这是不同课程的渐进性目标。

（三）泛适性原则

由于进行瑜伽运动的人群是复杂的，心态和悟性也是多样化的，因此瑜伽动作的创编要充分考虑各种复杂因素。比如，动作内容的广泛适应性，也就是瑜伽练习者能接受的程度。

（四）针对性原则

在创编瑜伽动作时，要特别注意针对性原则。针对性指针对不同群体的特定对象及其需求，对瑜伽动作具体内容、方法、难度进行创编，以实现瑜伽锻炼的效果。

（五）个性化原则

个性化是针对不同群体创编的因人而异的个性化教学过程。例如，根据新老瑜伽练习者的具体个人情况实施特殊指导训练，以提高新瑜伽练习者的学习兴趣。对某些体位动作难度较大的，教师可重点示范，以确保其动作的准确性和标准性，使新瑜伽练习者认识到与标准动作的差距。对部分体质较弱的瑜伽练习者，要事先掌握其具体情况，可利用课前、课后时间进行交流，对他们的身体情况和练习目标进行有侧重点的指导。如做腰、肩、颈关节练习时，应着重指导这些部位有疾病的瑜伽练习者；做喉轮收缩按摩时，教师则着重指导专为控制体重而参加练习的瑜伽练习者和甲状腺机能异常的瑜伽练习者，或在课余以个性化指导增强他们练习瑜伽的信心和兴趣。

（六）趣味性原则

瑜伽动作应通俗易操作，充满生机与活力。教师创编瑜伽动作时，应难度适中，把简单的做美，难的做简单，深入浅出，音乐配置、动作美感、连贯流畅、姿态体位等方面应恰到好处，从而最大限度地调动学生的练习积极性和热情，因此趣味性原则十分重要。同时，不同的动作与训练趣味性密切相关，动作内容不要刻板和僵硬，可引入各种不同风格，使动作保持新鲜感和勃勃生机，减少过多的重复内容，背景音乐也应在主流风格不变的前提下时常变换，教师的妆容和服饰也应适当地变换，以增加学生的新鲜感和学习兴趣。

（七）平衡负荷原则

负荷是人体在生活、工作、学习、运动中所承受的负担。负荷分为两类：一类是心理负荷；另一类是生理负荷，生理负荷中包含运动生理负荷。在创编瑜伽动作时，创编者要充分考虑到进行瑜伽运动的瑜伽练习者在心理和生理上会存在超负荷现象，有些侧重于心理负荷，有些侧重于生理负荷。因此，在创编动作时，创编者要充分考虑这些因素，"因人施教"，使瑜伽练习者能充分释放压力，稀释负荷，从而达到心理和生理上的负荷释放。

（八）超负荷原则

部分瑜伽初学者或体弱年迈者，宜采取平衡负荷和循序渐进的方法，但对于年富力强的瑜伽练习者，则需要采取超负荷原则。瑜伽训练的复杂度和强度（包括动作难度和功能难度），需按时间阶段和周期增加教学难度和运动强度，使瑜伽练习者的运动量和强度略高于上一阶段或上一周期。按照运动强度渐进理论，运动效果的提升在很大程度上取决于运动强度的刺激程度，从而使身体机能、体质、身心达到更加理想的效果。当瑜伽运动到该强度后，会形成一个适应周期，并达到相应的锻炼效果和体质，机体对原有的运动负荷反应减弱，这就需要瑜伽练习者适当增加刺激强度，以适应新的体能需求。此时，教师为提高瑜伽练习者的训练水准，有必要调整教案或课程，适当增加技术难度和运动强度，原课程内容也可以保持不变，但在时间上、周期上、动作强度上可以适当增加。需要注意的是，运动负荷的增加不能过度，否则会造成运动性超负荷损伤。

三、瑜伽课程的创编方法

（一）瑜伽姿势法

瑜伽姿势法由许多传统的瑜伽姿势组成，包括在瑜伽姿势前所做的瑜伽热身运动和几项瑜伽身体洁净功法。在创编瑜伽动作时要合理组合，动静相宜，内外协调。

（二）瑜伽呼吸法

瑜伽呼吸法由一系列有规律的方法所组成，即由胸式、腹式和横膈膜三种呼吸方法组成，是瑜伽练习的重要内容和方法。胸式呼吸的主要作用是加强胸部的肌肉力量，增加上肺部肺活量，减缓胸下垂。腹式呼吸的主要作用是给身体深层供氧，按摩内脏，减少腹部脂肪，增加腰部力量。横膈膜呼吸的主要作用是有效交换体内所需氧气，加强排泄，刺激新陈代谢，滋养皮肤，减缓心率，增加肺活量，消除紧张。因此，创编瑜伽动作时，应把瑜伽呼吸法作为瑜伽入门的重要基本功，并按照练习的深度和难度予以动作配合，以达到最佳的练习效果。

（三）瑜伽冥想法

瑜伽冥想法主要由冥想、坐姿、瑜伽呼吸、收束法和契约法组成，是瑜伽运动的较高阶段。瑜伽冥想法可使瑜伽练习者内心和平宁静，达到身心合一的极佳境界。瑜伽冥想法可使整个神经系统受到有益影响，这主要是通过保持交感神经与副交感神经的平衡实现的。因此，在创编瑜伽课程时，要在适当的阶段给瑜伽练习者增加瑜伽冥想法的练习，以提高瑜伽运动的效果。

（四）瑜伽放松法

瑜伽放松法的内容主要有呼吸放松法、正确练习法、正确放松法等。呼吸放松法可增加氧气吸取量，为身体补充养分，通过对呼吸的运作控制大脑和精神。正确练习法通过各种体式自然地调节肌肉、关节和肢体的活动，促进血脉流通。正确放松法有助于将肌肉和思想中的压力彻底释放出来，帮助瑜伽练习者保存能量、消除疲劳、驱散忧虑、排除负面或悲观的想法，并保持乐观积极的思想。

（五）瑜伽治疗法

瑜伽的治疗效果被世界认可，其保健治疗范围广泛深远且效果明显，如对人体呼吸系统、循环系统、生殖系统、神经系统等方面具有明显的保健作用，还能减肥塑身、改善睡眠、解除病痛、抵抗抑郁等。在创编瑜伽动作时，要根据瑜伽练习者的治疗需求创编内容。创编者要对瑜伽练习者的病症进行摸底了解，病症的类型要归类，瑜伽创编要具体、有针对性，从而达到瑜伽治疗的最大效果。

第七章 塑身瑜伽课程教学

塑身瑜伽课程教学是指在教师科学指导和瑜伽练习者主动参与下，让瑜伽练习者系统地获取瑜伽知识、技术、技能，增进健康，提高身体素质，培养综合素质和能力，达到塑身目的的教育过程。在这一过程中，瑜伽练习者的身心能得到健康发展，审美意识和综合素质能力得到提高，有助于培养瑜伽练习者良好的体育意识和行为及健康的生活方式，为终身体育奠定基础。塑身瑜伽课程教学主要包括塑身瑜伽课程教学目标、塑身瑜伽课程教学内容与要求、塑身瑜伽课程教学方法和塑身瑜伽课程教学评价。

第一节 塑身瑜伽课程教学目标

塑身瑜伽课程教学目标是指在瑜伽课程教学中，瑜伽练习者通过瑜伽学习与活动达到塑身的目标，它决定塑身瑜伽课程的教学方向与过程，是评估塑身瑜伽课程的重要依据，对塑身瑜伽课程的实施起着导向和激励的作用。塑身瑜伽课程教学目标是塑身瑜伽课程的重要组成部分，具体目标包括以下方面：

一、掌握与运用瑜伽的基本知识、技术和方法

教学是教师有计划地传授和瑜伽练习者循序掌握瑜伽基本知识、技术与技能，并系统地领会这些知识、加以运用的过程。由于现代科学技术的飞速发展，知识更新速度加快，学科交叉渗透，使现代体育教学对受教育者学习和掌握知识提出了更高的要求。塑

身瑜伽教学不仅要让瑜伽练习者掌握塑身瑜伽的基础知识、基础技术和基础技能，还要把与塑身瑜伽有关的知识引入教学，使瑜伽练习者融会贯通，在实践中灵活运用。

二、全面提高瑜伽练习者身体素质

身体素质是指瑜伽练习者在体育运动中，各器官系统表现出的技能。它包括速度、力量、耐力、协调、柔韧等方面。身体素质是所有运动能力的基础。在完成塑身瑜伽动作时须表现出柔韧性、力量、耐力，使所完成的动作具有一定的难度，并能协调完成塑身瑜伽动作，因此，全面、协调、均衡地提高身体素质是塑身瑜伽教学的重要任务之一。

三、培养正确的身体姿态，完善形体

塑身瑜伽动作美观大方，要求姿势、幅度、表现力都必须准确到位。因此，每个动作都能有效训练身体各部位的正确姿态。体形健美、姿态端正，既是身体发育的要求，也是美育的要求。完美的身体形态在某种程度上反映了机体功能的完善，而姿态的端正（正确的站、坐、走姿势），使形态美在人活动的状态下展现出来，它从外部特征证实了人的生命力，也由此表现出美学价值。塑身瑜伽中的完善形体是指在健康和安全原则的指导下，在全面发展人身体素质的基础上，正常、自然、无畸形变化地塑造健美形体，完善形体。

四、加强瑜伽练习者审美教育

审美教育是指让瑜伽练习者形成科学的审美观念、较强的美感和创造美的能力的教育过程。塑身瑜伽教学具有进行美育教育的广阔空间。因此，应充分利用这一有利条件，培养瑜伽练习者正确的审美观念、健康的审美情趣和较强的审美能力。通过审美教育，不仅可以提高瑜伽练习者的审美修养、促进其身心健康发展，还可以让瑜伽练习者以审美情趣和审美观念指导瑜伽学习。

五、培养瑜伽练习者能力，为终身体育奠定基础

能力是构成素质的重要部分，它是一种无形的、促使人不断发展的潜在品质。瑜伽教学制定的能力培养目标，即把传授瑜伽的理论知识、运动技术、技能与发展瑜伽练习者的能力结合起来，使他们在学习、练习中发掘自己的潜能，引起对瑜伽的兴趣，并科学运用瑜伽理论和方法，为终身体育奠定基础。

六、修身养性，培养良好的生活态度

瑜伽的宗旨强调身与心的结合与协调，强调人与自然的结合与协调，瑜伽练习者通过体位法、调息法与冥想法维持与发展身心和精神品德上的健康。瑜伽注重心灵层面的净化，培养高尚的情操，端正人生态度，培养积极的人生观、价值观和世界观。

七、培养瑜伽练习者健康的生活方式

瑜伽有其完整的体系，不仅是一项适宜的健身运动，同时还包括其简单自然、推崇绿色食品的独特饮食方式，以及亲近自然、戒烟限酒等良好的生活习惯。在瑜伽课程教学中，在传授瑜伽基本技术和技能的同时，合理的饮食方式和生活习惯的养成等方面的知识也要配套、及时跟进，以培养瑜伽练习者健康的生活方式。

第二节　塑身瑜伽课程教学内容与要求

塑身瑜伽课程教学内容，是实现塑身瑜伽课程教学目标的重要条件，也是教师和瑜伽练习者开展瑜伽课程教学活动的依据。塑身瑜伽课程教学内容包括理论课和实践课两

部分，其中，塑身瑜伽实践课是瑜伽课程教学的主要内容和任务。

一、理论课内容与教学要求

第一，向瑜伽练习者介绍瑜伽的基本理论知识，包括瑜伽的概述、特点、健身价值，使瑜伽练习者对瑜伽有一个基本、全面的了解。第二，向瑜伽练习者讲授塑身瑜伽科学练习的基本原则和要求，使瑜伽练习者养成科学健身的意识和行为，为瑜伽练习者进行终身体育奠定基础。第三，向瑜伽练习者讲授塑身瑜伽的饮食营养知识和保健卫生知识，培养其健康的生活方式。

二、实践课内容与教学要求

（一）瑜伽课程实践课教学内容

主要包括瑜伽热身姿势、瑜伽的呼吸、瑜伽的冥想、瑜伽的体位姿势、瑜伽收束法和契合法、瑜伽休息术等。其中，塑身瑜伽的体位姿势练习比例较大。塑身瑜伽的体位姿势可分为瑜伽热身姿势、站姿、下蹲体位、坐姿体位、跪姿体位、卧姿体位（包括仰卧、俯卧、侧卧）、平衡体位及倒立体位。

（二）瑜伽实践课教学要求

第一，由于瑜伽动作类型丰富多样，因此瑜伽教学时必须根据瑜伽练习者的具体情况（年龄、性别、基础等）恰当地选择教学内容和教学方法，"因人施教"。教学内容应本着从身体中心到四肢，从简单到复杂再到简单的原则，先学单个动作，再进行组合练习；较复杂的动作先分解教学，再完整练习。

第二，在体位姿势教学中，教师应要求瑜伽练习者先通过观察示范动作，建立动作的初步印象，然后通过教师的讲解，瑜伽练习者进一步明确动作要领和方法，不断练习，最后掌握该姿势。在此基础上，教师还要解释动作的内涵和健身功效，加深瑜伽练习者对动作的理解，以更好感知和领会瑜伽的内在意蕴。

第三，瑜伽体位法练习初期，动作要缓慢，调整好呼吸，将呼吸同动作融合在一起。

每一个瑜伽体位都要保持 2 次以上呼吸，可以根据瑜伽练习者实际情况进行调整。如果出现哆嗦、流汗多、脸色难看等现象，瑜伽练习者必须立即结束此动作，并放松身体。

第四，在瑜伽的呼吸、冥想、休息术教学中，教师应先向瑜伽练习者阐明，瑜伽不仅仅是锻炼身体，更要求身体、心灵与精神的融合。因此，在练习过程中，教师要通过语言传递信息，引导瑜伽练习者感知身心，从而达到身心合一、内外兼修的目的。

第五，在瑜伽教学中，教师要合理安排运动负荷。瑜伽练习主要采用中低强度，其运动强度在有效的健身范畴内，属于有氧运动。有氧运动对于提高肌体的耐力、改善心血管系统和呼吸系统功能等方面具有显著的效果。一节瑜伽课一般为 90 分钟，可选择 6～10 个动作作为教学内容，强度较为适宜。一节课应包括热身、调息、体位、放松等部分，中级班在此基础上还可以加入收束法和冥想练习。在姿势动作的选择上，教师要遵循身体发展全面、均衡性原则，并能兼顾瑜伽练习者的个性化需求。

第六，在瑜伽教学中，要在反复练习中强健体魄，培养正确的姿态。瑜伽教学不仅可以使瑜伽练习者掌握瑜伽的专门知识、技能和技巧，还可以借助各种练习方法、锻炼原理、运动负荷以达到健全体魄的目的。例如，采用中低强度、持续时间 30 分钟以上的有氧瑜伽练习，可以提高心肺功能，减少皮下脂肪，改善体形。此外，在瑜伽教学中，教师无论是教授单个动作、组合动作，还是成套动作，都强调对称、协调和平衡，这些练习为保持和发展身体的正常状态、纠正不良的姿态提供了有效保证。同时，教师要结合具体动作，根据瑜伽动作的特点，对身体姿势提出严格的要求，养成正确的身体姿势，并随着教学的深入逐渐达到定型。

第七，瑜伽教学中还要注重对瑜伽练习者能力的培养。能力是构成素质的重要方面，教师要把传授瑜伽理论知识、运动技术、技能与发展瑜伽练习者学以致用的能力结合起来，使瑜伽练习者科学地运用瑜伽理论和方法，为终身参与体育活动奠定基础。

第三节　塑身瑜伽课程教学方法

塑身瑜伽课程教学方法是实现塑身瑜伽课程教学目标的方式、途径、手段的总称。塑身瑜伽课程教学方法既包括教师教学方法，也包括瑜伽练习者学习方法，多种多样。

一、塑身瑜伽课程教学方法的作用

塑身瑜伽课程教学方法在实现塑身瑜伽教学任务和目标中起着桥梁和中介作用。它有传授知识、形成动作技能、指导实践、发展经验、培养能力、提高学习效率等作用。因此，无论是教师进行活动，还是学生进行活动，都离不开一定的教学方法。

二、塑身瑜伽课程常用的教学方法

塑身瑜伽课程教学方法多种多样，每一种教学方法对完成教学任务都有其特殊的作用。采用哪种教学方法及如何运用，应根据教学任务、教学内容、瑜伽练习者特点及场地设备等具体情况决定，这样才能充分发挥教学方法的作用，取得较好的效果。塑身瑜伽课程教学中常用的教学方法有：讲解法、示范法、提示法、领做法、完整与分解法、对比法、即时信息反馈法、电化教学法、念动法等。

（一）讲解法

讲解法是教师运用语言向瑜伽练习者说明教学任务、动作名称、作用、要领、做法及要求等，指导瑜伽练习者掌握基本知识、体位、技能、进行练习的方法，这是塑身瑜伽教学中运用语言的最主要、最普遍的形式。特别是体位法，对即将练习的动作需要介绍名称、益处、技巧、注意事项等，同时要清晰介绍动作的过程，即先做什么，后做什么，如何配合呼吸等。采用此教法时应注意以下几点：

1.讲解要有目的性

所讲的内容要围绕教学任务、内容、要求及教学过程中瑜伽练习者遇到的问题等进行有针对性的讲解。

2.讲解要正确

所讲的内容应科学、准确，即言之有理，实事求是，并运用统一规范的专业术语。

3.讲解要简洁易懂

简明扼要，通俗易懂，力求少而精，尽可能使用术语和口诀。

4.注意讲解的时机和效果

塑身瑜伽教学的讲解可以在示范后进行，也可边做边讲。讲解时要根据瑜伽练习者已有的知识经验，确定讲解内容的深度和广度，使瑜伽练习者更好地理解和掌握。

5.讲解要有启发性

塑身瑜伽教学是一种创造性的表达。教师在教学中力求用生动形象的语言引起瑜伽练习者的兴趣、启发瑜伽练习者的积极思维，使瑜伽练习者的听、看、想、练有机地结合起来。

6.讲解要有艺术性

讲解必须用普通话，口齿清晰，层次分明，表达生动形象，有趣味性，有感染力。同时，恰当的情感和声调都会使语言产生巨大的艺术效果。

（二）示范法

示范法是教师以自身完成的动作作为教学的动作范例，用以指导瑜伽练习者进行练习的方法。此种方法可以使瑜伽练习者了解所要学习动作的具体形象、结构、要领和方法。采用此方法时应注意以下几点：

1.示范应是动作的典范

教师的示范力求做得准确、熟练、轻松和优美，给瑜伽练习者留下深刻的印象，使瑜伽练习者看完示范后就产生跃跃欲试的感觉。因此，教师要不断提高示范动作的质量、不断地学习新的东西，丰富自己的经验。

2.示范要有明确的目的

教师的示范要根据教学任务、步骤及学生的水平确定。例如，教授新课程时，为了使瑜伽练习者建立完整的动作概念，一般可先做一次完整的示范，然后结合教学要求，做重点、慢速和常速的示范。

3.示范要有利于瑜伽练习者的观察

进行示范时，要注意选择合适的示范面、示范速度及瑜伽练习者观察示范的距离和角度。

4.示范与讲解相结合

瑜伽教学中，只有把示范与讲解紧密地结合起来，才能获得最佳的教学效果。

（三）提示法

提示法是教师运用最简练的语言提示瑜伽练习者注意动作要领，指导瑜伽练习者进行练习的一种方法。这种提示可以是语言的，也可以是非语言的。

1.语言提示

教师用简洁的语言或口令提示瑜伽练习者所要完成的动作名称、时间、数量、方向和质量的要求等。采用此教法时应注意两点：第一，需用准确、恰当、简单的语言或口令来提示动作，并且声音要可亲、悦耳、动听，发音准确、声调恰当。第二，应用良性和正面积极的语言进行提示，从而对瑜伽练习者产生激励作用。

2.非语言提示

教师用肢体语言、面部表情、视线接触等提示瑜伽练习者完成动作。采用此教法时应注意以下几点：

第一，利用肢体语言提示时，必须使瑜伽练习者明确肢体语言的含义。

第二，在使用肢体语言时，可配合语言提示。例如，手臂做向上伸展时，可配合"手臂伸直"的语言提示，使提示内容变得更加明确。

第三，在用身体动作进行提示时，动作要做得标准、规范。

第四，用手势提示时，应掌握好时机，让每位瑜伽练习者都清楚看到教师所做的手势。

第五，善用面部表情和眼神变化激励瑜伽练习者，如微笑、眼神对视、点头等。

（四）领做法

领做法是瑜伽练习者在教师的带领下，或指定瑜伽练习者在队列前做动作，其他人跟着模仿练习的方法。领做法因为直观、形象，特别适合瑜伽初学者。采用此教法时应注意以下几点：

第一，根据动作需要选择带领的示范面。比如，在身体有转体变化及动作较复杂时，教师采用背面示范带领；结构较简单的动作，教师一般选择镜面示范带领。

第二，大部分时间都应采用镜面示范，有利于教师观察瑜伽练习者掌握动作的情况，可以与瑜伽练习者及时沟通。

第三，教师带领瑜伽练习者练习时，示范动作要做得一丝不苟，还要与手势、口令、语言等提示方法紧密结合，使瑜伽练习者达到眼观、耳听、心想、体动的目的。

第四，瑜伽动作的练习要遵守时间的一致性和动作方向的平衡性，即做完右边，再做左边，而且停留的时间或呼吸次数要相等。

（五）完整法与分解法

完整法是指从动作的开始到结束，不分部分和段落，完整地进行教学的方法。此种方法不破坏动作结构，不割裂动作各部分或动作之间的内在联系，可使瑜伽练习者建立完整的动作概念，并迅速掌握动作。分解法是把结构比较复杂的动作或组合，按身体环节合理地分解成几个局部动作，分别进行教学的方法。采取此教法时应注意以下几点：

第一，学习比较简单的动作，采取完整法进行教学。

第二，学习较为复杂的动作，采取慢速完整练习方法，即放慢动作过程，帮助瑜伽练习者进一步了解动作运动轨迹、动作各环节变化，提高瑜伽练习者正确完成动作的整体感觉，帮助瑜伽练习者建立正确的动作概念。

第三，运用分解法是为了完整地掌握动作，因此，分解教学时间不宜过长。

（六）对比法

对比法主要是在正确动作与错误动作之间进行对比，使瑜伽练习者直观、清晰地认识到某一动作正确与错误的区别。教师可针对瑜伽练习者的错误动作加以模仿和评判，以启发瑜伽练习者的积极思维，提高其学习的主动性。教师再次示范正确动作，以强化瑜伽练习者对正确动作的认知。在对比教学中，除了运用正误对比外，还可以将易混淆的动作进行比较分析，这有助于加深瑜伽练习者对不同动作的正确理解。

（七）即时反馈法

在新授动作讲解示范、瑜伽练习者模仿练习后进行分组练习，将瑜伽练习者分成两人一组，结成伙伴关系，一人练习，一人观察。观察者要仔细观察对方的动作，同时将对方的动作与教师的要求及动作要领进行对比分析，发现问题后，要及时将对方的不足之处用简洁的语言或动作提示反馈给对方，使对方在最短时间内明确动作的不足并加以纠正，有效快速地改善动作，然后两人互换角色。这种方法有利于加强瑜伽练习者对教师新授动作的注意力，对教师示范和讲解的关注度，同时也培养瑜伽练习者的观察能力、对比分析能力和语言表达能力，有利于瑜伽练习者尽快改善动作和掌握动作，达到立竿见影的效果。此方法也适合复习课或多人分组练习，一人练习，多人观察，有利于尽快形成正确动作。

（八）电化教学法

瑜伽练习者通过录像、光盘观看教学内容。通过多次演示、强化，教师有针对性地进行教学，让瑜伽练习者可以快速地掌握动作的重点和关键，或通过对瑜伽练习者的动作进行录像或拍照，让瑜伽练习者进行对比分析，发现问题，及时改进和提高，以达到教学目的。

（九）念动法

念动法是指瑜伽练习者有意识、系统地在脑海中再现已形成的动作表象，并熟练和加深动作印象的方法。这种方法有利于瑜伽练习者掌握动作要领，并有意识地支配自己的瑜伽练习。

第四节　塑身瑜伽课程教学评价

塑身瑜伽课程的教学评价是塑身瑜伽课程教学的重要一环，起着检验教学目标实现率、引导教学发展方向的作用。客观、全面的教学评价，对教学活动的双方——教师和学生都能起到良性激励作用。

一、对教师的教学评价

（一）评价目的

对教师的教学评价可以是促进教师提高专业素养和课程教学质量的重要手段，是为了了解教师教学情况，使教师分析教学过程中的成败得失，为改进教学工作、提高教学质量提供具体、准确的反馈信息。

（二）评价内容

对教师的教学评价，主要是对其专业素质和课堂教学两方面的综合评价。

1.教师专业素质

对教师专业素质的评价实际上是对教师发展潜力的评价。教师专业素质主要包括道德、教学能力和教育科研能力。其中，道德评价主要包括教师职业态度、教师对瑜伽练习者的态度等；教学能力评价主要包括教师对课程目标、内容的认识与理解，对于现代教育理论、教学方法的掌握及实际运用的情况，掌握从事教学所必需的基本技能的情况，如塑身瑜伽教学的设计、讲解示范及组织教学等技能；教育科研能力评价主要包括根据教育发展的情况主动学习、不断充实和完善自身能力，发现和提出与课程内容有关的课题，并撰写有一定内容和见解的科研论文的能力等。

2.课堂教学

课堂教学评价是对教师教学过程与教学效果进行的评价，一方面要对整个教学过程的展开进行评价，另一方面更要注重对教学活动的有效性的评价。因此，对于课堂教学的评价，不但要注意对教师的教学行为进行评价，更要注意对瑜伽练习者在学习过程中的表现，以及学习前后发生的变化等进行评价。

（三）教学评价方式

对教师的教学评价可采用同行评价与瑜伽练习者问卷评价相结合的方式。

二、对瑜伽练习者瑜伽课程的学习评价

（一）评价目的

第一，了解瑜伽练习者的学习情况与表现，以及达到学习目标的程度。不仅要了解瑜伽练习者的身体素质水平与瑜伽运动知识、技术和技能掌握的情况，更要了解瑜伽练习者在学习活动中的行为表现及个人的努力程度。

第二，判断瑜伽练习者在学习瑜伽时存在的不足，分析其原因，并改进教师的教和瑜伽练习者的学。

第三，为瑜伽练习者提供展示自己能力、水平、个性的机会，鼓励和促进瑜伽练习者进步和发展。

第四，培养瑜伽练习者自我认识、自我教育的能力。

（二）学习成绩评价内容

对瑜伽练习者的学习成绩评价一般包括以下三方面：

1.学习表现评价

第一，瑜伽练习者课堂纪律、出勤情况、学习态度等。

第二，瑜伽练习者在瑜伽学习过程中的合作精神和品德表现。

2.学习效果评价

第一，瑜伽基础理论知识的掌握情况。

第二，瑜伽技术、技能的掌握和瑜伽练习者的进步幅度等。

第三，身体基本素质的发展情况。

3.基本能力评价

对瑜伽练习者运用所学瑜伽知识、技术和技能等进行科学锻炼的能力的评价。

（三）评价方法

根据瑜伽课程的目标与内容，学习评价的方法应是多元的，不仅重视对结果性的评价，还重视对瑜伽练习者学习过程的评价；不仅重视定量评价，还重视定性评价；不仅重视绝对性评价，还重视相对性评价。比如，对瑜伽运动技术与技能的评价可以运用定量评价与定性评价相结合的方法进行；对学习态度与合作精神等方面的评价可采用定性评价为主的方法。

（四）评价形式

为了使瑜伽练习者的学习评价能真正激励和促进瑜伽练习者学习，提高瑜伽练习者的学习积极性，瑜伽练习者的学习评价形式既要有教师从外部对其进行的评价，还要有瑜伽练习者对自己学习情况进行的自我评价，以及瑜伽练习者之间的相互评价。这样可以使瑜伽练习者既能发现自己的进步，从而体验成功带来的快乐，又能了解自己的不足，以便进一步改进学习。

（五）瑜伽课程考核

1.考核目的

以课程教学目标为依据，通过教学考核，加深瑜伽练习者对瑜伽基本理论的认识，巩固所学瑜伽姿势动作，强化科学健身的意识、行为和能力，达到强身健体、终身受益的目的。

2.考核内容及比例

第一，技术、技能考核。采取规定动作与自选动作相结合的方式进行考核。规定动作与自选动作各占总成绩的 35%。

第二，素质考核。对耐力素质、柔韧素质、力量素质等与瑜伽有关的基本素质进行考核，占总成绩的 10%。

第三，平时成绩。①教师根据瑜伽练习者的课堂纪律、出勤情况、学习态度、合作精神等方面予以评定，占总成绩的 10%；②瑜伽基础理论知识课堂的提问情况，占总成绩的 10%。

3.技术考试评分方法及规定

瑜伽技术动作考试，均以百分制评分。从完成动作质量（准确、力度、幅度、呼吸的配合）、进步幅度、熟练性、协调性及动作姿态等方面酌情评分。

参 考 文 献

[1]李建霖.瑜伽经[M].北京：中国青年出版社，2020.

[2]钟宁.舞蹈与瑜伽分级教程[M].北京：文化艺术出版社，2020.

[3]陈斐斐.高校瑜伽健身指导研究[M].长春：吉林人民出版社，2020.

[4]刘杰，汪小波.瑜伽学练与健康塑身[M].北京：中国原子能出版传媒有限公司，2011.

[5]孙菲序，姬杉杉等.菲序瑜伽系列全集[M].哈尔滨：哈尔滨出版社，2020.

[6]孙黎曼.瑜伽运动与科学塑形方法研究[M].北京：中国水利水电出版社,2018.

[7]（美）瑞隆.精准瑜伽解剖书4：身体倒立及手臂平衡体式[M].北京：中国华侨出版社，2020.

[8]刘燕.瑜伽技术指导[M].长春：吉林摄影出版社,2017.

[9]（美）艾诺蒂·朱迪斯著；林荧译.脉轮瑜伽[M].北京：人民体育出版社，2019.

[10]王琪.健身瑜伽教程[M].广州：华南理工大学出版社，2019.

[11]钱震华，华雯.omma 瑜伽入门篇[M].上海：上海三联书店，2019.

[12]登峰.瑜伽辅助手法图谱[M].天津：天津科技翻译出版公司，2019.

[13]乌兰.儿童瑜伽，孩子带得走的幸福力[M].北京：电子工业出版社，2019.

[14]王东旭，吴华军.瑜伽文库7：瑜伽梵语实用手册[M].成都：四川人民出版社，2018.

[15]袁香凤，陈怀一.哈他瑜伽[M].哈尔滨：黑龙江科学技术出版社，2018.

[16]宋雯.瑜伽教学与实践[M].北京：北京体育大学出版社,2011.

[17]（印度）拉玛玛妮艾扬格瑜伽纪念学院，瑜伽之光研究信托基金会著；洪玫，李珊珊，华代娟等译.艾扬格少儿瑜伽基础篇[M].海口：海南出版社，2018.

[18]施倍华，章步霄，周兰.瑜伽与体育舞蹈[M].北京：中国书籍出版社，2018.

[19]（美）梅兰尼·克莱因，（美）安娜·盖斯特·杰利编；乐乐译.爱瑜伽爱自己[M].海口：海南出版社，2018.

[20]芳舟.和合瑜伽经络疗愈24式[M].沈阳：辽宁科学技术出版社，2018.

[21]王燕军.瑜伽基础理论学习与课程教学[M].北京：光明日报出版社，2017.

[22]（印）B.K.S.艾扬格，（印）吉塔·S.艾扬格著；田燕，王春明，付静等译.瑜伽教师基础指南[M].杭州：浙江大学出版社，2017.

[23]（美）贝琪·凯斯著；黄力平，李玥，刘畅格译.瑜伽[M].天津：天津科技翻译出版公司，2016.

[24]孟爱华.瑜伽大全[M].北京：中医古籍出版社，2016.

[25]（德）格奥尔格·福伊尔施泰因；闻风，朱彩虹，黄祺杰译.瑜伽之书[M].海口：海南出版社，2016.

[26]（印度）吉图，（印度）索尼，（印度）尹德尔.印度舒瑜伽[M].重庆：重庆出版社，2016.

[27]曲静.零基础学瑜伽[M].青岛：青岛出版社，2016.

[28]李环芝.瑜伽长私教：四季疗愈瑜伽[M].北京：金城出版社，2016.

[29]张丽萍.高校瑜伽课程教学与实践[M].北京：原子能出版社，2019.

[30]李敏，龚燕.瑜伽课程范例[M].长春：东北师范大学出版社，2017.

[31]巢琳.高校瑜伽课程研究与教学新探[M].北京：中国书籍出版社，2017.